MANUAL DE ORATÓRIA

GABRIEL PLÁCIDO DE BARROS

MANUAL DE ORATÓRIA

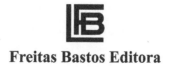

Freitas Bastos Editora

Copyright © 2023 by Gabriel Plácido de Barros

Todos os direitos reservados e protegidos pela Lei 9.610, de 19.2.1998.
É proibida a reprodução total ou parcial, por quaisquer meios, bem como a produção de apostilas, sem autorização prévia, por escrito, da Editora.
Direitos exclusivos da edição e distribuição em língua portuguesa:
Maria Augusta Delgado Livraria, Distribuidora e Editora

Direção Editorial: Isaac D. Abulafia
Gerência Editorial: Marisol Soto
Diagramação e Capa: Madalena Araújo

Dados Internacionais de Catalogação na Publicação (CIP) de acordo com ISBD

B277m	Barros, Gabriel Plácido de
	Manual de Oratória / Gabriel Plácido de Barros. - Rio de Janeiro, RJ : Freitas Bastos, 2023.
	196 p. : 15,5cm x 23cm.
	ISBN: 978-65-5675-311-9
	1. Comunicação. 2. Oratória. 3. Manual. I. Título.
2023-1725	CDD 302.2
	CDU 316.77

Elaborado por Vagner Rodolfo da Silva - CRB-8/9410

Índice para catálogo sistemático:

1. Comunicação 302.2

2. Comunicação 316.77

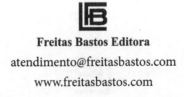

Freitas Bastos Editora
atendimento@freitasbastos.com
www.freitasbastos.com

SUMÁRIO

1. BEM-VINDO AO MANUAL DE ORATÓRIA!....................7
2. ORIENTAÇÕES E DEFINIÇÕES INICIAIS....................9
3. O QUE SIGNIFICA SER UM BOM LEITOR PARA UM ORADOR?....................19
4. A DEFINIÇÃO E O PAPEL DA ARTICULAÇÃO CLARA....................27
5. A PRONÚNCIA ADEQUADA E SUA IMPORTÂNCIA....................31
6. COMO SER FLUENTE....................35
7. AS PAUSAS COMO INSTRUMENTO NA ORATÓRIA....................39
8. A ÊNFASE ADEQUADA FORTALECE E DESTACA AS IDEIAS....................43
9. O QUE SERIA O VOLUME ADEQUADO NA ORATÓRIA?....................47
10. A DEFINIÇÃO E A RELAÇÃO ENTRE MODULAÇÃO E ENTUSIASMO....................53
11. O CUIDADO AO SE DEMONSTRAR CORDIALIDADE E SENTIMENTO....................65
12. A UTILIZAÇÃO DE GESTOS E EXPRESSÕES FACIAIS NA ORATÓRIA....................71
13. NÃO DESCUIDE DO CONTATO VISUAL! COMO FAZER?....................79
14. SEJA NATURAL! O QUE SERIA ISSO?....................91
15. O QUE SIGNIFICA BOA APARÊNCIA NA ORATÓRIA?....................97

16. O EQUILÍBRIO É FUNDAMENTAL. COMO ADQUIRI-LO? 103

17. O MICROFONE É UMA FERRAMENTA ÚTIL. COMO USÁ-LO?..109

18. A UTILIZAÇÃO DE RECURSOS VISUAIS: ORIENTAÇÕES.......115

19. COMO DESENVOLVER O TEMA E AS IDEIAS DA APRESENTAÇÃO?...119

20. COMO USAR AS PALAVRAS E SER LÓGICO NA SUA APRESENTAÇÃO?...127

21. COMO FAZER UM ESBOÇO DE APRESENTAÇÃO?.................135

22. A ARGUMENTAÇÃO ADEQUADA É FUNDAMENTAL...............147

23. A ESPONTANEIDADE E O ESTILO CONVERSANTE AO FALAR...153

24. O USO ADEQUADO DA VOZ 163

25. COMO FAZER INTRODUÇÃO E CONCLUSÃO EFICIENTES?..173

26. A UTILIZAÇÃO DE PERGUNTAS E ILUSTRAÇÕES..................181

27. O CONTROLE DO TEMPO DE UMA APRESENTAÇÃO 189

28. CONSIDERAÇÕES FINAIS..193

1. BEM-VINDO AO MANUAL DE ORATÓRIA!

A oratória é uma das habilidades mais poderosa que temos. Estamos sempre procurando novas maneiras de tornar nossas vidas mais agradáveis e mais produtivas. Isto significa que precisamos ser capazes de compartilhar com confiança o que sabemos com o mundo e fazer com que nosso público pense sobre o que está aprendendo, assim como se sinta inspirado pelo que estamos falando.

Para ajudar você nesse desafio de desenvolver a habilidade da oratória apresentamos este manual que, com certeza, será de grande ajuda para você. Assim, este Manual de Oratória lhe dará conhecimento e dicas necessárias para se tornar um orador melhor!

O Manual de Oratória é um guia prático para você se desenvolver bem nesta habilidade tão essencial. Ele contém leituras e exercícios que vão te ajudar a melhorar na área da oratória.

Primeiramente trarei uma definição diferenciada e bem detalhada a respeito da oratória, mostrando que tal habilidade é muito mais ampla do que você possa imaginar. Depois trarei vários aspectos da oratória acompanhados de exercícios para que você possa treinar no seu dia a dia.

Este Manual de Oratória ajudará você a desenvolver habilidades relacionadas a oratória como, por exemplo, fazer leitura pessoal, escutar e memorizar, estudar, fazer pesquisas, analisar e organizar ideias, conversar, responder perguntas, elaborar textos, entre outras.

Relembro que junto com a explanação de cada ponto sobre Oratória, colocarei atividades ou exercícios para ajudar você a desenvolver aquele ponto específico que foi considerado. Logicamente que você deverá fazer a sua parte por se esforçar nas atividades que serão postas, pois isso é fundamental para seu desenvolvimento.

Assim, seja bem-vindo ao Manual de Oratória!!!

2. ORIENTAÇÕES E DEFINIÇÕES INICIAIS

O que é oratória? Segundo alguns dicionários, oratória *é uma palavra que provém do vocábulo latim "oratio" e que diz respeito à arte de falar com eloquência. Tem a ver com convencer ou persuadir alguém.* Assim há diversos cursos de oratória que considera apenas, e tão somente, como a "arte de falar em público".

Nada poderia estar mais longe da realidade, além de ser uma análise muito rasa do que seria oratória!!!

Trago aqui outro ponto de vista a respeito do que seria e envolveria a oratória. Para isso utilizarei alguns exemplos.

Primeiro exemplo está relacionado com nossos cães domésticos. Sabemos que a maioria de nós, ao chegarmos a casa, somos recepcionados pelos nossos cães com alegria, e esse momento é tão importante para eles (os cães) que chegam ao ponto de pularem sobre nós de tão felizes que ficam. Assim, se num determinado dia chegarmos a casa e estivermos com uma roupa limpa e que não queremos que suja, e o nosso cão vem correndo nos "abraçar" com toda a alegria esfuziante que ele quer demonstrar, teremos que reagir de tal modo para que o animal mude sua atitude de querer pular em nós e apenas nos recepcione sem tal ato. Para que isso ocorra é necessário, na maioria dos casos, que falemos de forma firme (em alguns casos até gritando e "batendo os pés") para que os cães entendam o que eles devem ou não devem fazer. Isso é oratória!

Outro exemplo relaciona-se com um costume que alguns têm de conversar com plantas. Você já conversou ou já viu alguém conversando com plantas? Perceba que o tom da voz, a forma de falar, o volume da voz, fazem toda a diferença nessas conversas. Essas pessoas que conversam com plantas falam de forma carinhosa e empática ao cuidar diariamente delas. Isso é oratória!!

Terminando esse raciocínio, friso que se tais comportamentos mostrados nos exemplos anteriores, que revelam a utilização de técnicas de oratória, são importantes para conversarmos com animais e plantas, imagine quão mais importante é aplicarmos tais técnicas de oratória com outros seres humanos. Interessante isso, concorda?

Percebeu até aqui, claramente, a que nível elevamos a oratória, mostrando que ela se encaixa em praticamente todas as áreas das nossas vidas? Assim a oratória envolve mais do que falar em público, na realidade, envolve mais que apenas falar.

Dito isso a partir daqui trago os quatro pilares que considero serem a base de toda oratória e que os oradores deverão ter um bom domínio de tais aspectos da oratória. Friso que devem *ter um bom domínio*, não serem perfeitos, pois não existem oradores perfeitos. Depois abordarei mais detalhes sobre isso!

Voltando a questão dos pilares da oratória, são 4 (quatro), que compõe um acróstico chamado FELO, onde cada letra dessa palavra refere-se a um dos pilares. Vamos a eles!

A letra "F" refere-se à ação de FALAR. Esse aspecto é o mais óbvio de todos, pois as pessoas ligam a oratória apenas a fala. A nova visão que trago nesse manual de oratória é justamente a ampliação desse aspecto e mostrar que aqueles que são considerados bons falantes, não significa necessariamente que são bons oradores. A questão é bem mais ampla do que apenas falar. Discutiremos sobre isso mais à frente.

Quero trazer também uma ampliação do termo FALAR. Posso dizer que falar é muito mais do que regurgitar palavras pela boca. Para dar um exemplo, posso citar os surdos, que geralmente são mudos. Facilmente encontramos nas ruas pessoas surdas conversando entre si, sem sair dessa conversa nenhuma palavra da boca, mas podemos dizer que essas pessoas não estão falando? Logicamente que não! A língua de Sinais que os surdos utilizam nessas conversas, inclusive é considerada hoje em dia como um idioma. Assim o FALAR envolve muito mais do que apenas soltar palavras pela boca. Você perceberá isso no decorrer desse Manual de Oratória.

Continuando, a letra "E" trata-se da ação de ESCREVER. Sim, um bom orador precisa dominar o ato de escrever. Logicamente não quero dizer com isso que um orador precisa ser um exímio escritor, porém, precisa dominar as questões básicas da escrita. Em meus cursos dou o exemplo de alguém que passa um e-mail e aquele que recebe a mensagem questiona: "O que essa pessoa quis dizer nesse texto???" – e isso ocorre por incorreções verbais e/ou nominais, ou ainda por não saber juntar palavras para montar parágrafos e juntar parágrafos para fazer um texto que seja compreensível às pessoas que lerão. Isso não pode ocorrer!!!

A letra L é o ato de LER. Como digo em meu curso TÉCNICAS EM ORATÓRIA, o hábito de leitura está para o orador assim como o ar está para o ser humano. Não estou dizendo aqui que você deva aprender a gostar de ler. Caso consiga, "ótimo!!", caso não consiga, "leia mesmo assim!!", pois é uma necessidade básica do ser humano. Mais à frente entrarei em detalhes sobre esse ponto tão importante.

O último pilar, porém, não menos importante, é a letra "O" de OUVIR. Este pilar é o menos óbvio para muitas pessoas que pensam a oratória somente no ato de falar. O ouvir trabalha junto com uma ferramenta importantíssima da oratória que é o silêncio e aproveito para explicar que quando utilizo o termo "ouvir" isso pode envolver não somente o órgão da audição (o ouvido), mas outros órgãos também. Abordarei posteriormente nesse manual, de forma mais profunda, sobre o ouvir e o silêncio e suas relações do ponto de vista da Oratória.

2.1. A DIFERENÇA ENTRE ORADOR E FALADOR

Nesse momento em que trago definições importantes que trabalho nesse Manual de Oratória, é fundamental explicar a diferença entre dois personagens: o orador e o falador.

Para começar a falar sobre isso, é importante ressaltar que trabalho de um ponto de vista pragmático durante meus cursos TÉCNICAS EM ORATÓRIA. Você entenderá à medida que aprofundar nas características que diferenciam tais personagens.

Bem, inicio com uma analogia, ao comparar oradores e faladores com atiradores de elite e atiradores comuns. Utilizei essa analogia num curso que dei para Policiais Militares que obviamente entenderam muito bem a ideia. Mas percebo que outros que não são policiais também entendem muito bem a ideia proposta. Trago aqui.

Oradores são comparáveis a atiradores de elite. Como assim? – talvez questione. Atiradores de elite são aqueles que antes de cumprirem sua missão, analisa toda a situação, como, por exemplo: "em que local ficará?", "que tipo de arma e bala usará?", e, em alguns casos, até mesmo "qual a posição do vento?", entre outros detalhes. No caso do atirador de elite ele busca cumprir sua missão com eficácia e eficiência, gastando o mínimo de balas possível e alcançando o seu objetivo com relativa tranquilidade.

Assim, da mesma forma, os oradores se preocupam com detalhes importantes para sua desenvoltura como tal, preocupam-se com a plateia, o local onde se encontra ao falar em público, que termos e argumentação utilizará naquele local para aquele tipo de pessoas. Também se preocupa em comprovar os seus argumentos com provas reais, para que aquilo que ele está utilizando em suas argumentações sejam verdadeiras e não *fake news*. O orador se preocupa em ajustar a sua apresentação para que seja compreendida pelas pessoas que o ouvem.

Desta forma, o orador compreende a sua responsabilidade perante as pessoas que estão ouvindo a sua apresentação, bem como o seu papel na sociedade em que vive. Um aspecto fundamental é que o orador se preocupa em questionar a si mesmo e suas apresentações periodicamente. Essa capacidade de autoquestionamento é fundamental para qualquer orador, pois as situações, as épocas, a sociedade, entre outros aspectos, mudam; e assim o orador precisa se adaptar aos novos tempos para que possa continuar a ser compreendido pelas pessoas a sua volta. Outro aspecto importante é que o orador de verdade não está preocupado em lacrar com suas palavras, mas está preocupado e ajudar as pessoas a compreenderem a sua argumentação, procurando respeitar e não humilhar os outros argumentadores. Ao se preparar dessa forma o orador cumprirá o seu papel como "orador de verdade".

Já os faladores são aqueles comparáveis a atiradores comuns. Os atiradores comuns não estão preocupados com nada, apenas querem atirar. Se o tiro vai dar certo ou não... não é preocupação dele... se seu trabalho será eficiente ou não... nada disso importa... se vai matar pessoas inocentes ou não... e daí??... Ele quer apenas atirar.

Assim sendo, os faladores querem apenas falar, se aquilo que diz vai ajudar ou não... se vai machucar ou ofender o outro... se é real ou não... tais questões não são preocupações que os faladores possuem. Eles querem lacrar, se mostrar pessoas que "regurgitam palavras e argumentações" muitas vezes não compreendidas pelas pessoas que o escutam, mas que "provam" que eles sabem falar palavras "difíceis". Querem apenas se vangloriar, vencer, e, na maioria das vezes manipular de forma negativa as pessoas para que atinjam os seus objetivos que muitas vezes não são tão "nobres" assim.

Ressalto, nesse ponto ainda, que não estou dizendo que os faladores são necessariamente ruins quando falam, e que oradores são bons, estou trabalhando qualitativamente e não quantitativamente, ou seja, as características do porquê ambos cumprem suas funções. Friso que pode haver faladores que falam melhor que oradores, mas o objetivo que está por trás de tais falas é que os diferenciam nesse ponto, assim como em outros que será abordado nesse Manual de Oratória.

Enfim os faladores têm a necessidade de falar, enquanto os oradores falam quando é necessário. Isso é importante, pois podemos comparar a fala a um produto, tanto dos oradores como dos faladores. Explicarei utilizando um princípio da economia.

Na economia quando você tem excesso de oferta de determinado produto no mercado o preço desse produto reduz e se o produto é escasso o preço aumenta. Isso ocorre também com o produto utilizado tanto pelos oradores como pelos faladores. O produto é a fala. Analise as consequências disso!

Você conhece pessoas que falam demais? Já percebeu que essas pessoas no seu dia a dia, por serem conhecidas como falantes demais, são muitas vezes "cortadas" em suas ações de oratória (quando falam sobre algo, por exemplo) e aquilo que elas falam é desconsiderado porque simplesmente a consideram uma pessoa que fala demais. Dessa forma o "produto fala" delas encontra-se desvalorizado, e dessa forma, vê-se muitas ideias, até boas muitas vezes, sendo "jogadas fora" simplesmente porque os seus autores são desconsiderados por "falarem demais".

Assim, chegamos a outro aspecto que diferenciam os oradores de faladores, que é a CREDIBILIDADE. Na vivência diária quando a pessoa se mostra um "atirador normal" e "falante demais", seu produto perde valor, ou seja, ela perde CREDIBILIDADE.

Já o orador se preocupa com sua credibilidade perante outros, bem como com o seu produto, para que não perca valor. Assim, ao se preocupar com isso, ele, com o tempo, obtém algo importante para todo orador: CREDIBILIDADE.

Destaco aqui outro aspecto importante da credibilidade: é a coerência entre o que a pessoa fala e aquilo que ela faz. Mas sendo bem realista, não há pessoas que sejam *"cem por cento"* coerentes na vida, pois, você e eu, sabemos muito bem que nossas vidas nos colocam em situações que muitas vezes nos fazem agir de determinada forma que não agiríamos em situações normais. Nesse caso o orador e o falador também se diferenciam. Como? Pela forma como agem em relação a essas situações.

Como disse anteriormente, o orador de verdade se preocupa com sua credibilidade e assim também se preocupa em ser coerente, e quando ele se vê em situação que precisa agir de forma que não agiria normalmente, ou seja, incoerente com o que ele fala, ele (o orador) procurará meios para amenizar essa situação. No caso de um gerente numa empresa, por exemplo, verá como abordará o assunto perante os seus colaboradores para que ao verem que ele está agindo de forma incoerente possam estar tranquilos de que seu líder continua sendo o mesmo líder de sempre. Isso trará tranquilidade para os seus colaboradores e o líder reduzirá as consequências ruins que a situação causará para sua credibilidade perante outros.

Quanto ao falador, ele não tem essa preocupação. Ele não está nem aí para o que pode acontecer com seus colaboradores e, como consequência, com sua credibilidade. Simplesmente vida que segue! Mas o tempo cobrará o tributo sobre ele (o falador).

Assim, adentro a outra característica que diferencia o orador do falador: SER LÍDER. Devido à preocupação que o orador que com sua credibilidade, ele se torna um LÍDER respeitado pelas pessoas.

Quanto ao falador, pela sua atitude de total descomprometimento com as suas falas e seus atos, e como consequência, sobre sua credibilidade, ele não se torna um líder. Ele (o falador) talvez, por acaso, esteja num cargo de liderança, mas não será respeitado pelos seus pares como *líder real*. Isso tem consequências funestas no decorrer do tempo!!

E uma última característica que diferencia oradores de faladores é: o Falador é um "ATOR!!!", já o Orador é "DE VERDADE (REAL)!!!". Entenderam onde quero chegar?

Como disse anteriormente, quando falo de oradores e faladores, não significa que um falador não sabe necessariamente falar ou desenvolver uma apresentação, por exemplo. Essas são técnicas que qualquer pessoa pode desenvolver, desde que orientada adequadamente. Por isso escrevo esse Manual, após quase 30 (trinta) anos trabalhando com Oratória e Desenvolvimento de Pessoas.

O falador pode aprender as técnicas de oratória, mas dado que suas ações reais, preocupações e objetivos, não serem as mesmas de um orador de verdade, ele se torna, com isso, um ATOR. A questão que quero frisar é que o falador pode atuar como um ator e enganar, porém, há um princípio de vida que mostra que não se consegue enganar as pessoas para sempre. Assim, um falador terá um futuro curto se somente "atuar como orador". Já o orador por ser verdadeiro (real) não tem essa preocupação, pois é ele mesmo. Mas porque se preocupar em não ser um ATOR, mas ser VERDADEIRO (REAL), é importante?

Muito simples, todos sabemos que para ganhar confiança das pessoas demanda muito tempo e para perder a mesma confiança basta apenas alguns segundos (essa última palavra é uma força de expressão! – mas, às vezes, acontece). Por isso é tão importante essa característica de ser REAL e não um ATOR, que diferencia os oradores dos faladores.

Passadas algumas colocações e definições que julgo importantes para toda pessoa que quer ser uma oradora de verdade, vamos à parte das técnicas de oratória. Eu dividi em capítulos e nestes capítulos possuem exercícios para que você possa fazê-los.

Gostaria de dar um tempo específico para que você, como leitor e praticante desse Manual de Oratória, pudesse dizer que é um orador de verdade, mas você perceberá que isso se trata de um processo contínuo que precisa perpassar por toda a sua vida.

Em outras palavras, para alguém se tornar um orador de verdade, não há um fim específico, mas durante toda a vida dessa pessoa, precisará se desenvolver como pessoa, ser humano, enfim, como orador. Como disse certo pensador: "As únicas coisas imutáveis na vida, são as mudanças!".

Dessa forma, nunca deixe de se aprimorar, de aprender, de se desenvolver, como pessoa e como orador. Faz parte da vida de todos nós!!! Na realidade deveria ser considerado uma "obrigação" de todo ser humano!!!

Sejam bem-vindos ao mundo da Oratória!!!

3. O QUE SIGNIFICA SER UM BOM LEITOR PARA UM ORADOR?

Segundo um artigo publicado num conceituado portal de notícias, em 2020, cerca de 800 milhões de jovens e adultos no mundo não aprenderam a ler. Mesmo que outras muitas pessoas tenham aprendido a ler, não o fazem regularmente. Ao ler a página impressa, você pode viajar para outros países, conhecer pessoas cuja experiência de vida pode acrescentar algo a você e aprender coisas práticas que o ajudarão a lidar com os problemas. Você também pode aprender a classificar as viagens lendo. Realmente, a pessoa que sabe ler está em melhores condições de se desenvolver como ser humano, entre outros aspectos, do que aquele que não aprendeu a ler.

Relembrando uma frase que mencionei anteriormente nesse manual: "Ler está para um orador, assim como o ar está para o ser humano". Assim o orador deve considerar a leitura como sendo uma das necessidades básicas do ser humano, como o respirar.

Mas, para fins didáticos, nesse Manual de Oratória, dividirei o ato de ler em dois momentos. O primeiro momento é a leitura pessoal, ou seja, quando a pessoa "pega um texto" para ler para si. O segundo momento trata-se da leitura pública, ou seja, a pessoa utiliza um texto para leitura perante outras pessoas. Ambas são importantes para toda pessoa que quer ser um orador.

Vamos ao primeiro momento, ou seja, a leitura pessoal. Baseada na frase anteriormente citada que comparou a leitura ao ar que respiramos, isso significa que o hábito de se ler para si deve ser constante. Friso aqui a palavra constante, pois não se trata necessariamente de se gastar todo o tempo que temos em apenas, e tão somente, ler, isso não é ser realista, pois todos temos muitos afazeres no dia a dia. Mas o que quero dizer é que deve se considerar a leitura pessoal como sendo um hábito que fazemos costumeiramente todos os dias, como, por exemplo, o hábito de se alimentar.

Por falar em alimento, alguns consideram acertadamente que a leitura é um alimento para a alma. Amplio essa comparação dizendo que é um alimento para a mente por desenvolver nossos arquivos mentais, pois amplificamos e ampliamos tais arquivos sempre que lemos e isso nos ajuda nos momentos que precisamos falar em público, por exemplo, pois facilitará ao lidar com o chamado "branco" que se trata de esquecimento de termos ou palavras ao falarmos em público e com isso travamos. Quem passou por isso sabe que se trata de uma experiência terrível!!!

Cheguei num ponto interessante sobre o chamado "branco" e passarei por ele por diversas vezes nesse Manual de Oratória. Esse ponto interessante a que me refiro, trata-se do porquê o "branco" ocorre. Um dos motivos é por falta de arquivos mentais suficientes para encontrar a palavra adequada para a ideia que queremos transmitir, ou seja, a falta de leitura. Friso aqui que há outros motivos que trarei à medida que adentrarmos nesse Manual de Oratória.

O que devo ler? – questionam-me muitas vezes. Eu digo: "leia, simplesmente leia!!!" – não interessa o que seja, pode ser de bula de remédio a Bíblia Sagrada, pois, ao ler, você cria arquivos mentais que o ajudarão a encontrar/lembrar palavras ao falar em público quando precisar fazer isso.

Outro aspecto importante que friso em relação à leitura pessoal é a qualidade da leitura, não somente a quantidade dela. Trago a questão: o que seria qualidade de leitura? –, pois vejo claramente em meus cursos que pode haver pessoas bem formadas (até mesmo tendo títulos como de Mestre ou Doutor!), mas terem uma qualidade ruim de leitura. Como assim? – talvez questione. Explicarei.

Quando falo de qualidade, não estou falando de questões subjetivas como o tipo de leitura, mas sim de questões objetivas como a diversificação de leituras. Diversificação? Como assim? – talvez pergunte. Sim, diversificação. Esclareço o ponto.

Lembra que eu disse anteriormente que a leitura ajuda na ampliação e amplificação dos arquivos mentais? Vamos supor que você seja um profissional da área do Direito. Com certeza você terá muitas leituras nessa área, pois inclusive isso é necessário para que você possa exercer a sua profissão. Isso está correto. Mas caso você tenha que fazer uma apresentação ou conversar com alguém que não seja da sua área e você não tenha arquivos mentais diversificados, você saberá somente utilizar palavras e expressões da área que você exerce e lê, o que poderá causar sérias dificuldades de compreensão para as pessoas que não são da área do Direito.

Dessa forma, caso você queira se desenvolver como profissional, o que envolve ampliar relacionamentos, e consequentemente ampliar também momentos de oratória, e com isso encontrar com pessoas de outras áreas e não somente com pessoas da sua área, você deverá também ampliar os seus arquivos mentais. Em outras palavras, conhecer expressões e falas de outras áreas que poderiam ajudar você a ajudar as pessoas de áreas diferentes da sua a compreender o que você diz.

Um exemplo: vamos supor que você seja convidado para dar comentários ou entrevistas num canal de televisão, o que seria muito bom para você como profissional, pois daria maior visibilidade para você e poderia atrair novos clientes. Mas caso não consiga ser claro por utilizar expressões para que pessoas que não são da sua área, possam compreender (pois muitos que assistem a sua entrevista, não deverão ser de sua área), provavelmente não mais convidarão você para participar do programa, pois você não conseguiu ser entendido pelos outros e consequentemente você não conseguirá atrair novos clientes, assim você não se saiu bem. O que seria um verdadeiro "tiro no pé". Entendeu?

Em outras palavras, se você é profissional de determinada área do conhecimento, além da leitura dessa área na qual você atua, procure ler textos de outras áreas, conhecer outros pontos de vistas, enfim, diversificar e assim enriquecer a sua leitura e seus arquivos mentais.

Trarei uma sugestão ainda nesse ponto da leitura pessoal que o ajudará a desenvolver sua articulação e dicção como orador. Parte dessa leitura pessoal pode ser feita em voz alta. Logicamente deverá ser feita em local e horário adequados para ler em voz alta. No exercício no final desse ponto trarei sugestões sobre como fazer leitura pessoal. A seguir, passo a analisar o segundo momento que é a leitura pública.

A leitura de textos é uma arte especial, que requer atenção ao conteúdo, intenção e contexto do texto para alcançar o objetivo pretendido. A leitura deve ser feita de maneira expressiva, mas não deve ser exagerada. A expressividade deve ser apropriada ao tipo de texto e à sua colocação no discurso.

Além disso, a leitura deve ser focada na parte do texto que apoia o argumento. É importante enfatizar as palavras-chave para que se destaque o ponto central do texto. A ênfase deve ser dada de forma apropriada, de modo a empoderar a leitura e aumentar a convicção do público.

Entender a leitura pública exige muito mais do que apenas ler a partir de um texto. É necessário compreender o significado e intenção das palavras e conseguir transmitir o significado de forma clara para o público. Uma vez que entendido o significado, o leitor pode preparar sua leitura para que ela seja clara, precisa e conectada com o assunto. A preparação adequada envolve ensaio, no qual o leitor pode ajustar a voz, a entonação, o tom e outras habilidades de performance para que o conteúdo seja claramente articulado para o público. Além disso, o leitor deve se esforçar para entender o contexto e as emoções associadas com o texto para que possa transmitir as ideias e emoções corretamente.

Assim, pode-se dizer que a leitura e o reconhecimento são interdependentes. Ao ler, você processa as palavras e lembra seus significados. Para acelerar o seu ritmo de leitura, pratique o reconhecimento de palavras de uma só vez. Isso ajudará você a entender de forma mais clara e rápida o que você lê. Com a prática, perceberá melhoras significativas na sua leitura.

O objetivo da leitura deve ser o principal motor para determinar qual parte do texto é importante destacar. Se todas as partes forem lidas com a mesma expressividade, nada se destacará e o argumento não será compreendido.

Para certificar-se de que o uso do texto seja claramente compreendido e reconhecido, é necessário fazer uma aplicação do seu conteúdo. Esta aplicação deve ser simples, concisa e direta, ligando o argumento introdutório ao texto lido para estabelecer uma ligação clara entre eles. Se houver alguma questão não respondida na introdução, ela precisa ser tratada na aplicação, mantendo a simplicidade e a concisão do argumento. Ao fazer isso, a leitura e aplicação dos textos refletirão a habilidade de um instrutor experiente.

Para melhorar a eficácia na leitura de textos, existem diversos métodos que você pode usar. A variação na entonação vocal, o uso de pausas, a repetição de palavras e frases, gestos e o tom da voz são alguns desses métodos.

Como os gestos e o tom da voz devem ser usados com cautela, uma boa alternativa é enfatizar as palavras-chave com sinônimos ou fazendo perguntas, de modo a ajudar a assistência a compreender os pensamentos separados. As pausas também são úteis para criar expectativa antes da parte principal do seu texto e aprofundar a impressão depois.

No entanto, é importante ter em mente que todas essas técnicas não são usadas para a mesma profundidade; elas também são usadas de acordo com a intenção e o objetivo da apresentação.

Analisarei mais a frente, no Manual de Oratória, cada um desses métodos.

EXERCÍCIOS RECOMENDADOS:

Primeiramente escolha um texto. Depois faça uma leitura em silêncio para conhecer o texto, seus termos e o sentido dele. Após isso faça uma leitura em voz alta do texto procurando aplicar na leitura o sentido que o autor do texto quis passar ao escrever o texto. Faça isso tirando cinco a dez minutos diariamente.

4. A DEFINIÇÃO E O PAPEL DA ARTICULAÇÃO CLARA

Para se comunicar eficazmente, você deve falar claramente. A maior parte de sua mensagem não será transmitida se suas palavras não forem facilmente compreendidas. Suas palavras devem ser distintas para serem bem compreendidas.

É fundamental que o que você quer dizer seja transmitido. Você deve falar claramente para ser capaz de motivar seus ouvintes a agir. Mesmo que o orador tenha uma voz alta e distinta, se suas palavras não forem compreendidas, ela não será capaz de motivar seus ouvintes. Suas palavras não serão compreendidas se elas não forem devidamente enunciadas.

Sua voz sairá abafada se seus músculos da mandíbula estiverem rígidos e seus lábios mal se moverem. É como ouvir uma gravação de um discurso enquanto ele está sendo tocado em modo rápido. Você pode ouvir as palavras, mas não entender nada. Às vezes, uma pessoa experimenta dificuldades com seus órgãos da fala e consequentemente fala de uma maneira ininteligível, mas pode se esforçar em aplicar os princípios aprendidos aqui para melhorar.

É também uma dificuldade comum que o ouvinte não compreenda o que a pessoa está dizendo. Quando as palavras não são unidas corretamente, o ouvinte pode compreender algumas frases e pensamentos, mas pode não reconhecer todos eles.

Quando o orador estrutura suas palavras incorretamente, seus ouvintes podem compreender algumas delas, mas podem adivinhar em outras. Pode afetar a eficácia do ensino se as palavras não forem articuladas adequadamente. Para articular suas palavras de forma mais eficaz, é preciso compreender como elas são construídas em seu idioma. As sílabas em uma palavra são compostas de letras pronunciadas em sequência, uma de cada vez. É fundamental que cada sílaba seja pronunciada à medida que o orador fala. De início, poderá parecer que as palavras pareçam excessivamente precisas, mas com a prática você conseguirá demonstrar naturalidade em sua fala.

Você pode conseguir fluência na fala e na leitura, unindo algumas palavras no início, mas tente não o fazer se quiser transmitir seu significado corretamente. Uma palavra de precaução: ao praticar a articulação correta, você pode falar e ler com extrema precisão, mas não tenha o hábito de fazê-lo, pois isso soaria afetado e antinatural.

Enquanto fala, mantenha a cabeça erguida e o queixo longe do peito se sua voz soar abafada. Quando você ler um texto, segure-o a uma altura que lhe permita desviar o olhar do público para o texto com um leve movimento de seus olhos. Desta forma, suas palavras fluirão livremente. Quando você aprender a relaxar, sua dicção também poderá melhorar. É bem conhecido que a tensão nos músculos do rosto ou naqueles que controlam a respiração podem interferir na coordenação adequada entre a mente, os órgãos da fala e o controle da respiração, que deve ser um processo suave e natural.

A fim de reagir rapidamente aos comandos cerebrais e executar os toques finais nos sons originários da boca e da garganta, os músculos da mandíbula devem estar relaxados e os lábios devem estar prontos para se expandir e contrair. Se a mandíbula e os lábios estiverem tensos, a pessoa não será capaz de abrir a boca suficientemente larga e a voz sairá entre os dentes, soando abafada, confusa e dura. Para abrir a boca suficientemente larga, a pessoa não deve ser obrigada a articular os sons claramente. Para articular os sons com clareza, o hábito de ler em voz alta deve ser mantido.

Observe de perto a maneira como você usa seus magníficos órgãos da fala. Sua boca está aberta o suficiente para que os sons saiam sem obstrução? A língua é um dos órgãos mais usados para emitir sons, mas não é o único envolvido. O pescoço, o maxilar inferior, os lábios, os músculos do rosto e da garganta participam deste processo. Quando você fala, você é capaz de sentir que não mexe seus músculos faciais? Se sim, é muito provável que você não tenha sido capaz de transmitir sua mensagem corretamente.

Você pode gravar sua voz por vários minutos enquanto fala naturalmente, como se estivesse discursando. Ao ouvir a gravação, você será capaz de determinar se as palavras que você diz estão adequadamente articuladas. Há várias coisas a serem procuradas para descobrir a causa subjacente à sua dificuldade. Quando você tiver identificado o problema, você poderá aplicar as sugestões já apresentadas.

Você tem alguma dificuldade na fala? Tente abrir sua boca consideravelmente e tente articular suas frases com mais precisão. Inspire e fale devagar para melhorar sua dicção. Muitos indivíduos com dificuldades de fala melhoraram suas habilidades linguísticas fazendo isso. Se você tiver um problema em *cecear*, mantenha sua língua afastada de seus dentes da frente enquanto fala palavras que contenham sons *s* e *z*. Não se desespere se sua condição não tiver sido completamente resolvida, pois há situações que a pessoa necessita além de orientação sobre oratória, também precisa buscar assistência médica profissional.

> **EXERCÍCIOS RECOMENDADOS:**
>
> Fale normalmente. Você abre a boca o suficiente ou precisa abri-la um pouco mais e usar melhor os músculos da face? Treine esse exercício lendo um texto em voz alta. Procure manter a cabeça erguida e esforce-se para relaxar os músculos do maxilar. Faça isso por 10 a 15 minutos todos os dias.

5. A PRONÚNCIA ADEQUADA E SUA IMPORTÂNCIA

É importante enfatizar a importância da pronúncia correta ao falar ou ler em público. Embora muitas vezes não se preste muita atenção ao assunto, a pronúncia correta é essencial para garantir o entendimento de quem ouve ou lê.

Pronunciar mal uma palavra envolve diversos problemas, desde a pronúncia errada em que a palavra é acentuada de modo incorreto ou letras recebem o tom errado, até a pronúncia exagerada, que leva a um sentimento de afetação, ou ainda a pronúncia relaxada, que tem a tendência de emendar palavras e engolir sílabas. Por essa razão, é importante prestar atenção à pronúncia das palavras quando se está falando ou lendo.

Assim, é necessário praticar a leitura de forma atenta, tentando cumprir os padrões de pronúncia adequados. Uma boa dica é ouvir a pronúncia de outras pessoas e tentar repetir as palavras e frases seguindo o mesmo padrão. Além disso, é importante consultar dicionários especializados para certificar-se da pronúncia correta de palavras desconhecidas. Finalmente, é importante ter em mente que, embora em alguns lugares existam variações na pronúncia, ainda assim deve-se procurar pronunciar cada palavra da maneira mais próxima possível da pronúncia padrão.

Nesse ponto preciso trazer alguns esclarecimentos sobre certos aspectos de vários idiomas falados em nosso planeta.

Um primeiro aspecto é que cada idioma é diferente, e não há um conjunto único de regras para pronunciá-las.

O idioma chinês, por exemplo, emprega símbolos que compreendem vários componentes, não caracteres alfabéticos. Além do alfabeto latino, há também os alfabetos árabe, cirílico, grego e hebraico. Os idiomas que usam alfabetos muitas vezes usam letras diferentes para palavras diferentes, o que torna necessário enunciá-las corretamente. Os idiomas japonês e coreano fazem uso de caracteres chineses, mas estes caracteres são pronunciados de várias maneiras e têm vários significados. Para os idiomas alfabéticos, a pronúncia correta dos caracteres requer o uso do som correto para cada letra ou sequência de letras.

As palavras estrangeiras, que agora fazem parte de muitos idiomas, podem manter sua pronúncia original por não terem sido tratadas corretamente. É possível que certos caracteres ou combinações de caracteres sejam pronunciados de maneiras diferentes ou, às vezes, simplesmente não sejam pronunciados de forma alguma. Talvez seja necessário memorizar as exceções e depois usá-las regularmente quando se fala chinês, pois a pronúncia correta requer a memorização de milhares de caracteres. Algumas palavras têm significados diferentes com base em sua entonação. Se você não prestar atenção suficiente a este aspecto do idioma, você pode comunicar as ideias erradas.

É importante enfatizar a pronúncia correta de sílabas de um determinado idioma. Muitos idiomas têm regras definidas sobre a posição da sílaba tônica e, para as palavras que fogem a essas regras, é comum usar acento gráfico para ajudar na pronúncia. No entanto, se houver muitas exceções às regras, a memorização se torna ainda mais importante. Além disso, alguns idiomas também exigem que se preste atenção para os sinais diacríticos acima e abaixo de certas letras.

Ao falar ou ler em voz alta, é importante evitar o excesso de precisão que pode parecer afetado ou esnobe e, ao mesmo tempo, não relaxar demais na pronúncia, pois isso pode afetar a compreensão.

A pronúncia aceitável pode variar dependendo do país ou região, assim como alguns dicionários podem apresentar mais de uma maneira de falar a mesma palavra. Por isso, é importante prestar atenção aos oradores fluentes no idioma e procurar imitá-los da melhor forma possível.

No cotidiano, é melhor usar palavras com as quais se está familiarizado e, ao ler em voz alta, prestar atenção à pronúncia das palavras desconhecidas. Além disso, às vezes é necessário recorrer ao dicionário para conferir a pronúncia correta de uma palavra.

Uma maneira excelente de melhorar sua pronúncia de uma língua é ouvir outras pessoas falando corretamente. Leia em voz alta para outra pessoa que fale a mesma língua, e pedir que ela o interrompa e corrija cada vez que fizer um erro. Isso vai ajudá-lo a se acostumar com a maneira correta de falar e com os sons corretos das palavras.

Outra opção é prestar atenção aos bons oradores. Anote as palavras que eles usam de maneira diferente da maneira como você pronuncia. Depois, confira essas palavras em um dicionário e comece a praticar a pronúncia correta. Com o tempo, você conseguirá falar com fluência.

Perceba que no título deste capítulo no Manual de Oratória utilizei a expressão "pronúncia adequada" e não "pronúncia correta". Por que optei pela primeira expressão e não pela segunda?

Isso se relaciona com o fato que vivemos em uma sociedade mundializada, na qual a cultura influencia muitas vezes o modo de falar e as expressões que as pessoas utilizam. Por isso expressões que seriam consideradas formas erradas de falar em determinada região ou país, em outro local é perfeitamente aceitável.

Por isso quem quer entrar no mundo da oratória precisa estar atento a esses detalhes para que respeite todo o tipo de expressão cultural e não se coloque em situações difíceis com as pessoas que o ouvem. Precisa estar atento a qual seria a pronúncia naquela região, país ou cultura.

> **EXERCÍCIOS RECOMENDADOS:**
>
> Escolha um texto. Verifique a pronúncia de palavras desconhecidas neste texto, utilizando um dicionário. Escolha um dicionário confiável e procure as palavras desconhecidas. Se possível, verifique com alguém que tenha boa compreensão de língua. Além disso, é importante prestar atenção nas sílabas tônicas de nomes próprios. Repita os nomes próprios em voz alta para ter a certeza da sua pronúncia. Finalmente, leia o trecho inteiro do texto em voz alta.

6. COMO SER FLUENTE

Quando se apresenta a uma plateia para proferir um discurso, é comum estar à procura das palavras certas? Ou, quando se lê em voz alta, é difícil articular as frases? Se assim for, pode existir um problema com a fluência.

Ser fluente não significa necessariamente possuir a capacidade de expressar-se com facilidade. Refere-se ao uso preciso e suave de palavras. Quando falamos, a falta de fluência é frequentemente causada pela confusão mental, falta de preparação e conhecimento de palavras. Já na leitura, essa falta de fluência é usualmente devida à falta de prática em ler em voz alta. Esta falta de fluência pode ser uma combinação de fatores, incluindo a timidez e a incerteza. Se a fluência não for adequada, o ouvinte poderá perder o interesse ou a mente pode se distrair. Portanto, é necessário aprender esta característica oratória.

Alguns oradores costumam usar expressões como, "não é?", "eh?", entre outras, frequentemente. Se você não percebe que utiliza tais expressões de forma repetitiva, faça um ensaio com alguém e peça para que essa pessoa fique atenta e repita essas expressões cada vez que as usar. O resultado pode surpreendê-lo.

Para melhorar a fluência na nossa conversação, é importante começar por ter uma boa e clara compreensão das nossas ideias. É importante ter uma ideia bem definida antes de começarmos a falar, para que possamos manter-nos focados naquilo que queremos dizer.

É igualmente importante ter um vocabulário rico e variado para que possamos escolher as palavras certas para expressar os nossos pensamentos. Uma boa forma de aumentar o nosso vocabulário é ler muito, ouvir programas de rádio e televisão, e ler revistas e jornais.

Também podemos praticar a leitura em voz alta. Ao ler em voz alta, podemos encontrar novas palavras para acrescentar ao nosso vocabulário, além de praticar a pronúncia correta de palavras.

Para obter a fluência desejada, devemos praticar a leitura diariamente e conhecer melhor as palavras que usamos na nossa linguagem. É importante praticar a leitura em voz alta para melhorar a nossa fluência, pois, desta forma, podemos aumentar a nossa compreensão das palavras que usamos na nossa conversação diária.

Para falar com eficiência em público, é importante adotar um estilo de oratória conversante. Para obter esse estilo, é necessário alcançar um alto nível de confiança e fluência ao falar. Isso pode ser conseguido através da prática da leitura ativa.

O primeiro passo é ler silenciosamente um ou dois parágrafos, marcando as principais ideias. Em seguida, leia em voz alta repetidamente a seção escolhida até conseguir ler sem hesitação. Pronuncie palavras desconhecidas até que possa proferi-las facilmente.

Pratique também regularmente a leitura à primeira vista, pois ajudará a ler e falar com fluência. Por fim, quando for falar em público, procure manter o seu discurso como uma conversa agradável em vez de se tornar formal e declamatório. Seguindo estas dicas, você estará pronto para falar com eficiência em público.

Falar de modo conversante é um dos elementos mais importantes na preparação de um discurso extemporâneo. É importante lembrar que o estilo escrito é diferente da palavra falada e, portanto, as expressões usadas devem ser ajustadas de acordo com o próprio estilo e fluência. É aconselhável evitar o uso de estruturas complicadas de sentenças e tentar refletir o modo de falar diário, evitando gírias e repetições.

Além disso, o modo de falar é fundamental para que o discurso seja bem recebido. É importante que a voz seja forte e clara, mas também que seja natural e espontânea. É importante que se evite a afetação e a formalidade excessiva, para que o discurso seja compreendido e aceito pela assistência. Para conseguir isto, a prática é fundamental para que se acostume com a forma de se expressar e conseguir fluência e naturalidade.

Falar de modo conversante é um dos fundamentos da oratória que é deliberadamente não-estruturado e livre de toda a afetação. Embora possa parecer à primeira vista um desafio para os oradores, falar de modo conversante não precisa ser difícil.

A chave para falar de modo conversante é a preparação cuidadosa de suas ideias antes da fala. Ao invés de memorizar todas as palavras de seu discurso, os oradores devem pensar em cada ideia de forma clara e lógica e permitir que essas ideias fluam em seu discurso. Ao se preparar para a fala, é importante ter em mente o assunto a ser abordado e o público que ouvirá. Esta é uma maneira de garantir que seu discurso seja relevante e interessante para o público.

Durante a leitura de seu discurso, é importante manter um tom conversacional. Isso envolve não apenas ler com clareza, mas também ler com sentimento e animação. Utilizar sinais que podem ajudar na entonação e expressão de sua voz também pode ser útil. Ao manter um estilo conversacional, os oradores podem criar um discurso atraente e persuasivo que pode ser compreendido facilmente por seus ouvintes.

> **EXERCÍCIOS RECOMENDADOS:**
>
> Escolha um texto. Analise com atenção o texto escolhido para entender o significado e sentido dos parágrafos. Consulte o dicionário para descobrir o significado de palavras desconhecidas. Leia o parágrafo em voz alta. Quando a leitura do parágrafo estiver boa, é importante prosseguir para o próximo parágrafo. Ao terminar de ler todo o texto, leia-o novamente, aumentando a velocidade nos trechos em que for possível. Porém, tome cuidado para não ler muito rápido, pois isso pode comprometer o entendimento do texto.

7. AS PAUSAS COMO INSTRUMENTO NA ORATÓRIA

Ao falar, é importante pausar corretamente, quer esteja proferindo um discurso, quer esteja conversando com apenas uma pessoa. Sem essas pausas, fica difícil entender o que é dito e parece que as palavras saem de maneira atropelada e confusa. O uso correto das pausas ajuda a dar clareza ao que se diz e permite enfatizar os pontos principais a fim de causar uma impressão duradoura nos ouvintes.

Pausar nos lugares certos durante o discurso é quase tão importante quanto falar com o volume adequado. Sem pausas, o significado das declarações pode facilmente ser obscurecido e os pontos principais que devem ser lembrados pela assistência não causarão uma impressão duradoura.

As pausas dão confiança e equilíbrio, permitem um melhor controle da respiração e oferecem a oportunidade de ganhar domínio sobre si mesmo nos pontos difíceis do discurso. Elas mostram à plateia que o orador está controlando a situação e não está muito nervoso, que está prestando atenção aos ouvintes e que tem algo importante que deseja que seja ouvido e lembrado.

O orador principiante precisa adquirir a habilidade de pausar com eficiência. Primeiramente, deve-se ter a convicção de que o que se tem a dizer é importante e que se deseja que seja lembrado. Pausar de tal forma a que a pessoa escute e espere, requer a espécie correta de pausas. A perícia e a proficiência na utilização de pausas são tão essenciais e tão proveitosas também quando usadas na conversa diária.

Um problema com relação ao uso correto de pausas num discurso é ter-se matéria demais. Para evitar isso, é importante conceder tempo para as pausas, pois elas são fundamentais para se alcançar um discurso eficaz e persuasivo.

Como se pode determinar onde pausar? Qual deve ser a duração das pausas? Existem vários aspectos em que se determina o uso de pausas.

O primeiro aspecto que considerarei são as pausas determinadas pela pontuação. A pontuação desempenha um papel importante na linguagem escrita. Serve para indicar o fim de uma declaração ou uma pergunta e, em alguns idiomas, é usada para delimitar citações. Alguns sinais de pontuação indicam a relação entre as partes de uma sentença.

Quando a pessoa lê em silêncio ela pode ver os sinais de pontuação, mas quando lê em público deve transmitir o significado da pontuação que aparece no texto. Se o leitor não pausar de acordo com a pontuação, dificultará o entendimento da leitura e poderá até distorcer o sentido do texto.

Para determinar onde pausar, é preciso levar em conta tanto a pontuação como a maneira como os pensamentos são expressos na frase. Alguns músicos dizem que a beleza da música se encontra nas pausas entre as notas. Na linguagem falada acontece algo parecido. O uso correto de pausas dá mais beleza e significado a uma matéria bem preparada.

Quando se trata de ler em público, alguns oradores experientes marcam o texto de forma a indicar onde a pausa é necessária. Desta forma, facilita-se um discurso mais claro e com maior significado. Além disso, é importante levar em conta o sentido da matéria e evitar pausas em intervalos regulares.

Durante as conversas do dia a dia, pausar não é necessariamente um problema, pois você sabe o que deseja transmitir. No entanto, quando se trata de discursos ou leituras em público, pausar nos lugares certos e com a duração correta auxilia na transmissão apropriada da mensagem.

Outro aspecto em que a pausa pode ser utilizada é para mudança de pensamento. É essencial que os oradores pausam entre as ideias para que os ouvintes possam refletir e assimilar a informação. Uma pausa oportuna, enquanto se transita de uma ideia para outra, é tão importante quanto diminuir o passo para virar uma esquina.

Em alguns casos, a falta de pausa é um reflexo da forma como as pessoas falam no dia a dia ou da influência das pessoas às quais elas estão expostas. No entanto, ao falar dessa maneira, a eficácia do ensino é comprometida. Por isso, é essencial que os oradores dediquem tempo suficiente para destacar as ideias principais, pois as pausas permitem transmitir as ideias de forma clara.

Se o discurso for proferido a partir de um esboço, é importante que ele seja organizado de maneira que sejam marcadas as pausas necessárias. No caso de um discurso manuscrito, devem ser feitas marcações onde houver transição entre pontos principais. No entanto, é importante que as pausas não sejam muito longas, pois isso pode tornar o discurso tedioso e dar a impressão de que o orador não está preparado.

A ênfase que deve ser dada no decorrer de um discurso também passa pela utilização de pausa. Ao pausar antes ou depois de uma declaração ou de uma pergunta feita com intensidade, é possível destacar as ideias principais e dar ênfase às palavras. Essa técnica tem como objetivo dar aos ouvintes a oportunidade de refletir sobre o que foi dito ou criar expectativa para o que será falado em seguida. É importante que esse método seja usado apenas para enfatizar as declarações realmente significativas, pois, caso contrário, a ênfase perderá o seu valor.

Às vezes as circunstâncias numa palestra, por exemplo, também podem exigir pausas. Pode ser necessário interromper o que está sendo dito, pois pode ocorrer um ruído do trânsito ou ao choro de uma criança. Caso isso ocorra num evento maior e se o ruído não for muito alto, é possível aumentar o volume da voz e continuar a falar. Porém, se o ruído for muito alto e prolongado, é melhor pausar, pois a plateia não prestará atenção ao que está sendo dito. Assim, é essencial usar bem as pausas para que os ouvintes possam aproveitar ao máximo o conteúdo que está sendo transmitido.

> **EXERCÍCIOS RECOMENDADOS:**
>
> Escolha um texto, leia-o em voz alta e pause corretamente obedecendo os sinais de pontuação, mas não deixe que a leitura fique enfadonha. Depois de treinar, peça que alguém escute sua leitura e lhe dê sugestões para melhorar as pausas.

8. A ÊNFASE ADEQUADA FORTALECE E DESTACA AS IDEIAS

O que é enfatizar? Significa destacar, na leitura ou na apresentação, as palavras e frases de maneira que os ouvintes assimilem as ideias do texto ou da apresentação facilmente.

O bom orador tem em mente o objetivo de enfatizar o discurso, para que os ouvintes possam se lembrar das ideias principais. Para isso, ele precisa entender bem a matéria, identificar os pontos-chave e treinar a leitura até saber que sua ênfase será facilmente identificada. Ao planejar sua leitura, é importante dar ênfase às palavras que são essenciais para o significado da mensagem e que constituem os principais pontos do discurso. Se o orador usar a ênfase correta, seus ouvintes terão uma compreensão muito maior do que foi dito, além de lembrar-se das principais ideias.

Quando falamos ou lemos em voz alta, é importante não apenas pronunciar as palavras de maneira correta, mas também enfatizar as palavras e expressões-chave de tal forma que transmitam claramente as ideias. Para isso, existem vários modos de dar ênfase às palavras, usados frequentemente em combinação: aumento do volume, maior sentimento, falar devagar e de modo cadenciado, pausar antes ou depois de uma declaração (ou antes e depois), gestos e expressões faciais, e em alguns idiomas, elevar ou abaixar o tom da voz. É preciso considerar a matéria e as circunstâncias para determinar o modo mais apropriado.

Ao escolher as palavras a serem enfatizadas, é fundamental ter em mente o contexto geral, assim como as conclusões e os pontos principais do discurso. A ênfase na comunicação é tão importante que pode ser usada para indicar o início de um novo pensamento, chamar a atenção para a conclusão de uma linha de raciocínio, ou para refletir o sentimento do orador sobre um determinado assunto. A ênfase correta garante que os ouvintes compreendam os ideais do orador e se sintam motivados a ouvi-lo.

Para usar a ênfase de acordo com os critérios acima, o orador ou o leitor precisa entender a matéria de maneira clara e ter o desejo de que seus ouvintes a assimilem. Embora possa parecer difícil, a ênfase correta é essencial para garantir que os ouvintes compreendam o que é dito. É necessário considerar o contexto das palavras, para destacar os pontos principais e mostrar o sentimento em relação ao assunto. Dessa forma, os ouvintes estarão motivados para prestar mais atenção.

O bom uso da ênfase é essencial para que a mensagem seja transmitida de maneira correta. Para que isso aconteça, é necessário entender bem a matéria, o que exige estudá-la com cuidado. A ênfase tem que respeitar o sentido das palavras, evitando o uso de ênfase periódica ou exagerada nas palavras funcionais.

Ao ler em voz alta, é preciso analisar profundamente a sentença para determinar quais as palavras ou frases precisam ser enfatizadas para facilitar a compreensão do texto. Além disso, é importante levar em conta o contexto geral e as conclusões e pontos principais do discurso.

Ao usar a ênfase correta, o orador tem uma chance maior de motivar e inspirar os ouvintes a ouvi-lo. Quando a ênfase não é bem usada, pode distrair os ouvintes e criar a impressão de que o orador está tratando-os de forma autoritária. Por isso, é importante que todos estejam conscientes das dificuldades envolvidas no uso da ênfase. Em alguns idiomas, os sinais diacríticos podem ajudar na ênfase.

EXERCÍCIOS RECOMENDADOS:

1. Escolha dois textos que usa com frequência no seu cotidiano e defina o que pretende destacar em cada um deles. Leia-os em voz alta enfatizando as palavras ou os grupos de palavras que apoiam seus argumentos.

2. Analise o texto e responda porque determinadas palavras ou expressões devem ser lidas com ênfase especial a fim de transmitir claramente a linha de raciocínio apresentada no texto? Treine a leitura do texto em voz alta usando a ênfase para destacar a linha de raciocínio.

9. O QUE SERIA O VOLUME ADEQUADO NA ORATÓRIA?

Para que as palavras tenham valor, é preciso que sejam audíveis para a audiência. No entanto, se o volume for excessivo, é possível que as pessoas se irritem e percam o interesse no que está sendo dito.

Às vezes, o orador pode não ter volume suficiente para inspirar a audiência, o que pode prejudicar a transmissão da mensagem. Portanto, encontrar o equilíbrio certo no volume da fala é essencial para garantir que as ideias sejam transmitidas de forma clara e eficaz.

Para determinar o volume adequado da fala, é importante considerar se a força de voz utilizada é apropriada para alcançar tanto as últimas fileiras quanto as primeiras, sem ser excessivamente alto.

Além disso, é fundamental que o orador esteja ciente das condições em que está falando, o que aumentará sua capacidade de discernimento e flexibilidade para se conectar com a audiência e manter seu interesse. Essas condições podem variar de acordo com o local e o tamanho da assistência, e, portanto, o controle do volume é essencial para adequar-se a essas circunstâncias.

No entanto, mesmo com esse controle, é possível que barulhos repentinos, como passagem de automóveis, choro de crianças ou atrasos de pessoas exijam ajustes no volume para que as palavras sejam ouvidas de forma clara e sem perder pontos importantes.

Às vezes, o orador pode ter dificuldade em controlar o volume de sua voz devido à qualidade dela. Para saber se o volume está adequado, é importante observar a reação da audiência, o que pode ser feito durante a introdução do discurso, prestando atenção à expressão e atitude das pessoas nas últimas fileiras do local. Com a experiência, o orador se familiariza com o local e pode ajustar o volume de forma mais precisa.

Outra técnica consiste em observar os outros oradores do mesmo evento, verificando se eles podem ser ouvidos facilmente e qual o volume que estão utilizando.

No entanto, é importante lembrar que essa consideração do volume não deve ser confundida com a modulação da voz. Neste momento, estamos focados em ajustar o volume de acordo com a matéria específica que está sendo abordada. O volume precisa estar adaptado à matéria, sem exageros.

Quando se trata de decidir qual volume usar ao falar em público, é importante analisar cuidadosamente tanto a matéria quanto o objetivo da apresentação. Se a intenção é mudar a forma como a audiência pensa, é preciso ter cuidado para não a afastar com um volume excessivo. No entanto, se o objetivo é estimulá-la a uma atividade mais animada, um volume mais elevado pode ser apropriado. Por outro lado, se a matéria exige vigor, é importante não a enfraquecer por falar muito suavemente.

O tipo de material que está sendo apresentado também determina o volume adequado. Quando o assunto exige um tom enérgico, é importante não enfraquecer a apresentação falando de maneira muito suave. Por exemplo, ao ler um texto que expressa uma ideia forte, é necessário elevar a voz mais do que ao ler conselhos sobre como ser empático. É essencial ajustar o volume de acordo com a natureza do material, mas é importante fazê-lo de uma maneira que chame a atenção para a ideia que está sendo transmitida.

Ao determinar qual volume utilizar, é importante considerar o seu objetivo. Se a intenção for motivar os ouvintes a agir, pode ser necessário falar um pouco mais alto. No entanto, se o objetivo for persuadir alguém a mudar de ideia, é preciso evitar afastá-los falando alto demais. Quando o objetivo for consolar, é recomendável falar de maneira mais suave e tranquila.

Para chamar a atenção de alguém que está ocupado, geralmente é necessário falar mais alto. Por exemplo, os pais costumam aumentar o volume da voz para chamar as crianças quando é hora de parar de brincar e entrar em casa. Da mesma forma, a pessoa que preside uma reunião ou evento pode precisar falar mais alto para dar as boas-vindas a todos os presentes. Se um orador precisar falar com alguém que está ao ar livre e cercado de ruídos, é necessário utilizar um tom de voz um pouco mais alto para ser ouvido.

Após chamar a atenção da pessoa, é essencial manter um volume de voz adequado. Se utilizar um tom de voz muito baixo, pode dar a impressão de que não está bem preparado ou não tem convicção do que está dizendo. Aumentar o volume da voz ao dar uma ordem pode motivar os ouvintes a agir. Em situações extremas, quando é necessário evitar uma tragédia, pode ser preciso gritar ao dar uma ordem.

Algumas pessoas podem ter dificuldade em falar com um volume adequado e precisam se esforçar para melhorar.

Talvez tenham naturalmente um tom de voz baixo, mas com prática e dedicação, é possível aumentar o volume sem comprometer a suavidade do tom. Se você deseja melhorar nesse aspecto, preste atenção à respiração e postura. Mantenha-se ereto, tanto sentado quanto em pé, levantando os ombros e respirando profundamente, enchendo a parte inferior dos pulmões. Ao regular o suprimento de ar nos pulmões, você também conseguirá controlar melhor o volume da voz.

Algumas pessoas têm o problema oposto, que é falar alto demais. Isso pode ser resultado de hábitos adquiridos trabalhando em ambientes ruidosos ou ao ar livre. Ou ainda pode ser influenciado pela criação em um ambiente em que todos falavam alto e interrompiam uns aos outros. Como resultado, essas pessoas podem acreditar que só serão ouvidas se falarem mais alto do que os outros.

Uma boa preparação e experiência podem ajudá-lo a falar usando o volume correto. Seja ao proferir um discurso ou conversando com alguém, é importante pensar nos benefícios que os outros terão se conseguirem ouvi-lo adequadamente.

Além disso, é fundamental estar consciente do ambiente em que está falando e adaptar o volume da voz de acordo com a situação. Se estiver em um ambiente ruidoso, por exemplo, será necessário falar mais alto do que em um ambiente silencioso. Com prática e atenção aos detalhes, é possível aprimorar a habilidade de falar com o volume correto e obter resultados positivos em diversas situações da vida.

EXERCÍCIO RECOMENDADO:

Escolha um texto e leia-o em silêncio e tente visualizar o que acontece nele. Preste atenção nos diálogos e nas ideias colocadas no texto. Em seguida, leia o relato em voz alta usando o volume apropriado para cada trecho.

10. A DEFINIÇÃO E A RELAÇÃO ENTRE MODULAÇÃO E ENTUSIASMO

A modulação consiste na variação intermitente do diapasão, ritmo e força da voz do orador, com o objetivo de manter o interesse da audiência e demonstrar de forma progressiva seus pensamentos e emoções. Em outras palavras, a modulação é uma técnica utilizada para tornar a fala mais envolvente e expressiva, transmitindo as ideias de forma clara e cativante. Ao dominar essa habilidade, o orador é capaz de prender a atenção do público e tornar sua mensagem mais impactante e memorável.

Quando falamos com ênfase, ajudamos a audiência a entender a mensagem que queremos transmitir. No entanto, se conseguirmos variar bem o volume, o ritmo e o tom da voz, nosso discurso se tornará muito mais agradável, além de revelar nossos sentimentos em relação ao assunto abordado. É importante lembrar que nossa atitude em relação à matéria pode influenciar os sentimentos de quem nos escuta, seja em um discurso ou em uma conversa.

A voz humana é um instrumento maravilhoso e extremamente versátil, capaz de dar vida a um discurso, mexer com as emoções e motivar à ação. No entanto, não é possível alcançar esses objetivos simplesmente seguindo um esboço e ajustando o volume, ritmo ou tom de forma artificial. A boa modulação vem do coração, e deve ser feita de forma natural e espontânea, de acordo com o que o orador está sentindo e querendo transmitir.

Dominar a técnica de modulação de voz é essencial para qualquer orador que deseja se comunicar de forma eficaz e envolvente. Ao variar bem o volume, ritmo e tom, é possível cativar a audiência, transmitir as ideias de forma clara e impactante, e fazer com que a mensagem seja lembrada por muito tempo. Por isso, é importante praticar sempre e estar atento à própria voz, buscando sempre aprimorar a forma como se comunica.

Para utilizar a modulação de voz de forma eficaz, é necessário abranger toda a escala de variações permitida pelo discurso em questão. Na escala superior, é possível transmitir excitação, entusiasmo e um forte interesse. Já na escala média, é possível manter um interesse regular, enquanto na escala inferior, a seriedade e a solenidade são predominantes.

No entanto, é importante lembrar que expressões extremas podem fazer com que o discurso pareça teatral, o que não é desejável. O discurso deve ser variado, mas não de forma excessivamente solene ou violenta.

Uma das formas mais simples de se obter modulação é variando a força da voz. Isso pode ajudar a enfatizar os pontos principais do discurso e produzir momentos de maior destaque. No entanto, aumentar o volume nem sempre é a melhor opção, já que pode anular o efeito desejado em alguns casos.

Em situações que exigem cordialidade e sentimento, por exemplo, pode ser mais adequado abaixar o volume e aumentar a intensidade da voz. O mesmo se aplica para expressar ansiedade ou temor. Em resumo, a modulação de voz é uma técnica poderosa que pode ser usada para transmitir emoção, interesse e destacar pontos importantes em um discurso, mas deve ser aplicada de forma equilibrada e adequada ao contexto.

Além disso, é importante considerar o objetivo do discurso ao utilizar a modulação de voz. Se o objetivo é motivar a audiência a tomar uma determinada ação ou destacar os pontos principais da matéria, aumentar o volume da voz pode ser uma estratégia eficaz, desde que seja usado com bom-senso. No entanto, em alguns casos, simplesmente aumentar o volume da voz pode ser contraproducente, especialmente quando o assunto exige cordialidade e sentimento em vez de apenas volume.

Por outro lado, baixar o volume da voz nos momentos oportunos pode criar expectativa e chamar a atenção da audiência para o que vem a seguir. No entanto, isso geralmente exige que as palavras seguintes sejam ditas num tom mais forte. Já para transmitir a ideia de ansiedade e medo, pode-se conjugar o volume baixo da voz com o aumento da intensidade. Além disso, baixar o volume da voz pode ser usado para dar a entender que uma declaração tem importância secundária no contexto.

No entanto, é importante lembrar que falar baixo o tempo todo pode transmitir a impressão de insegurança, falta de convicção ou desinteresse no assunto. Por isso, é necessário utilizar a modulação de voz de forma adequada e equilibrada, de acordo com o objetivo do discurso e o contexto em que está inserido. O tom de voz muito suave não deve ser usado indiscriminadamente, mas sim de forma estratégica e consciente.

Embora seja importante variar a força da voz para conseguir uma boa modulação, é preciso ter cuidado para não falar tão baixo que algumas pessoas não consigam ouvir e não aumentar o volume ao ponto de se tornar desagradável.

Outro aspecto fundamental da modulação é o ritmo. Em conversas cotidianas, as palavras fluem naturalmente e, quando estamos entusiasmados, falamos mais rápido. Por outro lado, quando queremos que as pessoas se lembrem exatamente do que dissemos, falamos num ritmo mais lento.

No entanto, muitos oradores iniciantes não variam o ritmo da fala durante a apresentação. Na conversa diária, as palavras surgem naturalmente enquanto pensamos ou precisamos delas. Mas, quando estão na tribuna, esses oradores costumam preparar as palavras e frases com muito cuidado, o que acaba fazendo com que elas sejam proferidas na mesma velocidade. Para superar essa fraqueza, é útil falar com base em um esboço, o que permite uma maior flexibilidade no ritmo da fala.

É importante evitar aumentar o ritmo da fala de forma tão abrupta que lembre a cena de um gato que sai correndo ao ver um cachorro. Além disso, nunca fale tão rápido a ponto de prejudicar a dicção e tornar-se incompreensível para a audiência.

Em geral, um discurso bem modulado deve ter um ritmo moderado. Os pontos menores, narrativas e ilustrações permitem que o orador acelere o passo. Por outro lado, argumentos mais poderosos, pontos principais e momentos de auge costumam exigir um proferimento mais vagaroso.

Em alguns casos, para dar destaque especial, é possível utilizar uma ênfase vagarosa e deliberada. Em outras situações, uma pausa pode representar uma mudança total no ritmo do discurso e ser utilizada para enfatizar um ponto importante.

Em resumo, a modulação da voz durante um discurso é essencial para captar a atenção da audiência e transmitir a mensagem de forma clara e eficaz. Para tanto, é preciso variar a força e o ritmo da fala, de acordo com o objetivo do discurso e o contexto em que está inserido. Um ritmo moderado, combinado com ênfases pontuais e pausas estratégicas, pode ajudar a tornar um discurso mais envolvente e impactante.

É importante não falar tão rapidamente a ponto de comprometer a pronúncia das palavras. Um exercício útil é ler em voz alta o mais rapidamente possível, repetindo o mesmo parágrafo várias vezes, aumentando gradualmente a velocidade sem perder a clareza na articulação.

Também é recomendado praticar a leitura de forma mais lenta, estendendo as vogais em vez de encurtar as palavras. Alternar entre acelerar e desacelerar o ritmo pode ajudar a desenvolver a flexibilidade vocal necessária para uma boa modulação.

No entanto, variar o ritmo de forma aleatória não é o suficiente para realçar a mensagem. As mudanças no ritmo devem estar em sintonia com a mensagem, os sentimentos a serem transmitidos e o objetivo geral do discurso.

Falar num ritmo moderado é uma boa prática. Para transmitir entusiasmo, é possível acelerar o ritmo, como faria numa conversa comum. Também é possível aumentar a velocidade ao tratar de pontos secundários ou narrar eventos menos importantes. Isso ajuda a evitar que o discurso se torne monótono.

Por outro lado, é importante falar mais lentamente ao abordar argumentos importantes, ideias principais e momentos culminantes, para que a audiência possa absorver a mensagem com clareza e profundidade.

Em resumo, variar o ritmo de forma adequada é uma das habilidades mais importantes para um orador, e pode ser desenvolvida por meio de prática e conscientização dos objetivos do discurso.

Variar o diapasão ou tom da voz é uma das formas mais desafiadoras de modulação, mas também uma das mais eficazes. Quando enfatizamos palavras ou frases, geralmente elevamos ligeiramente o diapasão, acompanhado por um aumento na força da voz. No entanto, é importante não se limitar apenas a essa variação. Assim como uma "música" tocando a mesma nota por horas não é atraente, uma voz sem variação no tom também pode ser monótona e desinteressante.

Para se beneficiar ao máximo da variação do diapasão, é necessário ter maior amplitude de variação. A excitação e o entusiasmo geralmente se manifestam em um diapasão mais alto, enquanto a tristeza ou a ansiedade tendem a ser expressas em um tom mais baixo. Quando essas emoções aparecem em um discurso, é importante expressá-las de forma correspondente. No entanto, é preciso ter cuidado para não exagerar, a fim de evitar que a mensagem seja perdida.

Assim sendo, a variação do diapasão é uma forma poderosa de modulação vocal, mas requer equilíbrio e prática para ser utilizada de forma eficaz. Quando aplicada adequadamente, a variação do tom pode ajudar a transmitir emoção e ênfase, tornando o discurso mais envolvente e impactante.

Uma das principais causas de fraqueza na modulação vocal é a falta de amplitude da voz. Se esse for o seu caso, é importante trabalhar arduamente para superá-lo. Um exercício útil é elevar e abaixar o diapasão, em vez de variar o ritmo, como mencionado anteriormente.

No entanto, é importante lembrar que a mudança de tom não tem o mesmo efeito em todos os idiomas. Nas línguas tonais, como o chinês, a mudança de tom pode alterar o significado da palavra. Mesmo assim, é possível dar mais variedade às expressões orais, ampliando o campo de entonação enquanto se mantém os valores relativos de cada tom. Isso permite que se aumente ainda mais os tons agudos e abaixe ainda mais os tons graves.

Realmente, a amplitude da voz é um aspecto crucial da modulação vocal. A prática de exercícios específicos pode ajudar a expandir a gama de tons da voz, tornando-a mais expressiva e cativante. No caso de línguas tonais, é possível trabalhar dentro dos limites impostos pelo idioma para maximizar a variação tonal.

De fato, a mudança de tom pode ser utilizada em diversos idiomas para diferentes finalidades. Por exemplo, aumentar ligeiramente o tom e o volume da voz podem servir para enfatizar o sentido correto de uma palavra ou ideia. A mudança de tom também pode indicar tamanho ou distância, ou ainda, em alguns idiomas, aumentar ou diminuir a inflexão no final da sentença para indicar uma pergunta.

Para expressar entusiasmo, é possível elevar o tom da voz, ampliando o campo de entonação, se necessário. Já a tristeza e a ansiedade podem ser expressas com um tom mais baixo e um campo de entonação mais reduzido, nas línguas tonais. Essas emoções ajudam o orador a tocar o coração dos ouvintes e, quando desejado, é importante não se limitar apenas às palavras, mas demonstrar, pelo tom da voz, que elas expressam o que realmente se sente.

Além disso, a variação do tom também pode ser utilizada para criar ritmo e entonação em uma narrativa ou história, ajudando a envolver o público. Ao usar a modulação vocal de forma eficaz, é possível criar uma conexão mais forte com os ouvintes, transmitindo ideias e emoções de forma mais clara e impactante.

Desta forma, a mudança de tom pode ser utilizada em vários idiomas para diferentes finalidades, desde enfatizar ideias até expressar emoções. Ao empregar a modulação vocal de forma adequada, é possível envolver o público e criar uma conexão mais forte com os ouvintes, transmitindo ideias e emoções de forma mais clara e impactante.

Até agora, ficou claro que as variações da voz não são suficientes para criar uma apresentação variada e significativa. É necessário que as expressões estejam em sintonia com o tom e o humor das palavras. Mas onde começa a modulação vocal?

É óbvio que começa com a preparação do conteúdo que será apresentado. Se houver apenas argumentação ou exortação em seu discurso, haverá pouca variedade em sua forma de falar. Portanto, é importante analisar o esboço depois de concluído e certificar-se de que ele contenha todos os ingredientes para uma apresentação variada e significativa.

Por vezes, durante o discurso, pode-se sentir a necessidade de mudar o ritmo, especialmente se o discurso parecer arrastado. Nesse ponto, as vantagens do modo de fala extemporâneo novamente se destacam. É possível mudar a natureza do conteúdo enquanto se prossegue com a apresentação. Como fazer isso?

Uma maneira é interromper a fala e começar a ler. Ou pode-se transformar uma declaração em uma pergunta, fazendo uma pausa para ênfase. Também é possível inserir uma ilustração, adaptando-a a um argumento no esboço. Dessa forma, é possível manter a atenção do público e manter a apresentação interessante e envolvente.

A modulação vocal pode ser considerada o tempero do discurso. Quando usada da maneira correta e na quantidade adequada, ela realça o sabor pleno do conteúdo e torna a apresentação agradável aos ouvintes.

O que dizer do entusiasmo? O entusiasmo é a vida do discurso. Se o orador não demonstrar entusiasmo em relação ao que está dizendo, é provável que os ouvintes também não se sintam motivados.

Para inspirar o público, o orador precisa estar firmemente convencido de que seus ouvintes precisam ouvir o que tem a dizer. Isso significa que ele deve ter considerado cuidadosamente as necessidades do público ao preparar o discurso, selecionando os pontos mais importantes e moldando-os de forma que os ouvintes possam reconhecer seu valor rapidamente. Se o orador fizer isso, sentirá uma forte motivação para falar com sinceridade, e os ouvintes responderão a isso.

Resumindo, a modulação vocal é essencial para criar um discurso agradável e envolvente, enquanto o entusiasmo do orador é crucial para inspirar o público. Para manifestar genuíno entusiasmo, o orador deve estar convencido que seus ouvintes precisam ouvir o que tem a dizer e deve ter preparado cuidadosamente o discurso para atender às necessidades do público. Quando o orador fala com sinceridade e paixão, os ouvintes são inspirados a prestar atenção e a se engajar no discurso.

O entusiasmo deve ser refletido na maneira como o orador fala. Ele não pode ser indiferente ou lânguido em suas atitudes. É importante que o orador esteja animado em sua expressão facial, no tom de sua voz e na maneira como fala. Isso significa que ele precisa falar com força e vigor, com um tom convincente, embora não dogmático. Embora o orador deva ser entusiástico, ele nunca deve ficar arrebatado. Perder o autodomínio significa perder a atenção do público.

O entusiasmo é contagioso. Se o orador for entusiástico em seu discurso, seus ouvintes também ficarão contagiados com esse entusiasmo. Por sua vez, um bom contato com o público refletirá novamente sobre o orador, mantendo vivo seu próprio entusiasmo.

Por outro lado, se o orador estiver desanimado, a assistência também ficará desanimada. Assim, é importante que o orador demonstre entusiasmo em sua maneira de falar, pois isso é contagioso e inspira o público a prestar atenção.

O orador deve falar com força e vigor, mantendo um tom convincente, mas nunca dogmático. Manter o autodomínio é crucial para manter a atenção do público. Quando o orador mantém o entusiasmo, o público fica contagiado e mantém-se engajado na apresentação.

Para ser entusiástico em seu discurso, o orador precisa estar convencido que tem algo de valor a dizer. Ele deve se empenhar na matéria que vai apresentar até que sinta que tem algo que possa estimular primeiro a si mesmo como orador. Isso não significa necessariamente que a matéria precisa ser nova, mas sim que a maneira como o assunto é tratado pode ser nova e estimulante.

Para manter a atenção do público e evitar deixá-los exaustos, o orador não deve elevar demais seu entusiasmo durante todo o discurso. É importante preparar uma matéria com variedade suficiente para permitir diferentes níveis de entusiasmo ao longo da apresentação. Alguns pontos podem exigir um proferimento mais entusiástico do que outros, e devem ser perfeitamente intercalados no discurso.

Então, para manter o entusiasmo ao longo do discurso, é importante que o orador esteja convencido do valor de sua mensagem. Ele deve se empenhar na apresentação da matéria de forma a estimular a si mesmo e ao público.

Além disso, para evitar deixar os ouvintes exaustos, o orador deve preparar uma matéria com variedade suficiente para permitir diferentes níveis de entusiasmo ao longo da apresentação.

É importante que os pontos principais do discurso sejam apresentados com entusiasmo, pois são esses pontos que geralmente motivam os ouvintes, concluem a aplicação do argumento, dos motivos ou do conselho. Esses pontos altos devem ser vistos como apogeus a atingir, e devem ser apresentados com um proferimento entusiástico para estimular a audiência.

No entanto, isso não significa que o orador deva cair em indiferença nos outros momentos do discurso. Ele nunca deve perder o sentimento forte a favor de seu assunto ou manifestar perda de interesse. O orador deve ser como uma corça pastando tranquilamente em uma pequena clareira – aparentemente descansada, mas constantemente alerta e pronta para agir.

O proferimento animado nunca deve ser forçado. Deve haver motivos para ele, e a matéria do discurso deve prover esses motivos. Portanto, o orador deve ajustar seu entusiasmo à matéria e variar sua apresentação para equilibrar o proferimento entusiástico em todas as partes.

Em resumo, é importante que o orador apresente os pontos principais do discurso com entusiasmo, mas também mantenha o interesse e a atenção da audiência durante todo o discurso. O proferimento animado deve ser equilibrado em todas as partes do discurso para manter a atenção e o engajamento da audiência.

> **EXERCÍCIOS PROPOSTOS:**
>
> 1. Selecione um texto, faça uma leitura silenciosa dele e fique atento aos lugares onde pode apropriadamente variar o volume, o ritmo e o tom. Em seguida, leia esse trecho em voz alta de maneira expressiva, mas sem exagerar. Faça isso várias vezes.
>
> 2. Para desenvolver a flexibilidade da voz, leia o texto escolhido por você, o mais rápido que puder, sem tropeçar. Faça isso várias vezes, aumentando sempre o ritmo, mas sem sacrificar a pronúncia. Daí, leia o mesmo texto o mais devagar que puder, esticando as palavras. Em seguida, alterne leituras rápidas e lentas até que sua voz adquira flexibilidade.
>
> 3. Escolha um texto, analise-o, e determine onde e como expressar entusiasmo ao ler o relato. Depois disso, treine a leitura em voz alta com o devido entusiasmo.

11. O CUIDADO AO SE DEMONSTRAR CORDIALIDADE E SENTIMENTO

As emoções são uma parte fundamental da vida humana e é importante que um orador seja capaz de expressá-las de forma adequada. Muitas vezes, as pessoas escondem suas emoções devido a experiências difíceis ou influências culturais. No entanto, um bom orador deve procurar desenvolver boas qualidades pessoais e exteriorizá-las de forma adequada.

Quando falamos, é importante usar palavras que expressem corretamente nossas emoções. No entanto, se essas palavras não forem expressas com o sentimento correspondente, quem nos ouve poderá duvidar de nossa sinceridade. Por outro lado, se falarmos com o devido sentimento, nossas palavras adquirirão uma beleza e profundidade que poderão tocar o coração.

Portanto, é importante que um orador esteja consciente de suas emoções e saiba expressá-las adequadamente em seu discurso. Isso pode ajudar a estabelecer uma conexão emocional com a audiência e tornar sua mensagem mais impactante. No entanto, é importante lembrar que a expressão das emoções deve ser adequada ao contexto e não deve ser exagerada ou forçada.

Assim, a expressão adequada das emoções é uma parte importante da comunicação eficaz. Um orador deve desenvolver boas qualidades pessoais e saber como expressar suas emoções adequadamente em seu discurso. Isso pode ajudar a estabelecer uma conexão emocional com a audiência e tornar sua mensagem mais impactante.

O entusiasmo e a cordialidade são duas emoções diferentes que podem produzir resultados diferentes nos ouvintes de um discurso. Como orador, é importante ser entusiástico em relação à matéria que está apresentando, mas também ser cordial e ter o desejo de ajudar seus ouvintes.

Ao manifestar cordialidade e sentimento, os ouvintes sentirão que o orador é alguém que mostra consideração e se sentirão atraídos por sua pessoa como um fogo numa noite fria. O proferimento animado pode ser estimulante, mas também é importante ter um sentimento terno para motivar o coração dos ouvintes. Às vezes, não basta apenas persuadir a mente, é preciso motivar o coração.

Desta forma, um bom orador deve ser entusiástico em relação à matéria que está apresentando, mas também ser cordial e ter o desejo de ajudar seus ouvintes. A manifestação de cordialidade e sentimento pode atrair o público e motivar o coração, tornando o discurso mais eficaz.

Para manifestar cordialidade sincera para com seus ouvintes, é importante que o orador demonstre isso em seu rosto. Caso contrário, os ouvintes podem não se convencer de que o orador sente realmente esta cordialidade.

No entanto, é essencial que a cordialidade seja genuína e não usada como uma máscara. Além disso, é importante não confundir cordialidade e sentimento com sentimentalismo e emocionalismo. Uma expressão facial bondosa e sincera pode demonstrar a genuinidade da cordialidade do orador.

Normalmente, o orador falará para uma audiência amistosa, o que pode ajudar a sentir cordialidade para com eles. Ao selecionar alguém na plateia que tenha um rosto especialmente amigável e falar com ele pessoalmente por alguns instantes, o orador pode criar um bom contato com a assistência e verificar que se sente atraído por eles. Isso pode ajudar a expressar uma expressão facial cordial e sincera que pode atrair os ouvintes para o orador.

Ressalta-se a importância de que o orador demonstre cordialidade sincera em seu rosto para que os ouvintes sejam convencidos de que a cordialidade é genuína. Enquanto a cordialidade não deve ser confundida com sentimentalismo ou emocionalismo, uma expressão facial bondosa pode demonstrar a genuinidade da cordialidade do orador. Ao interagir com a plateia, o orador pode criar um bom contato com a assistência e manifestar uma expressão facial cordial e sincera que pode atrair os ouvintes para sua pessoa.

É amplamente conhecido que os animais podem interpretar as emoções humanas pelo tom de voz. Portanto, é evidente que um público humano também aceitará melhor uma voz que expressa cordialidade e sentimento através do seu tom.

Se o orador não estiver realmente conectado com seus ouvintes e estiver mais preocupado com as palavras que está dizendo do que com como elas são recebidas, isso será perceptível para uma audiência atenta. Por outro lado, se o orador estiver sinceramente interessado em seu público e tiver o desejo genuíno de transmitir seus pensamentos para que os ouvintes possam pensar como ele, seus sentimentos se refletirão em cada inflexão de sua voz.

Desta maneira, o tom de voz do orador é uma ferramenta poderosa para expressar cordialidade e sentimento para com o público. Se o orador estiver genuinamente interessado em seu público e tiver o desejo sincero de transmitir seus pensamentos, isso será refletido em cada inflexão de sua voz.

É importante ressaltar que a cordialidade e o sentimento expressados pelo orador devem ser genuínos e não simulados. Não se pode fingir cordialidade da mesma forma que não se pode fingir entusiasmo. O orador jamais deve dar a impressão de ser hipócrita ou falso. Além disso, é importante não confundir cordialidade e sentimento com sentimentalismo ou a voz trêmula, afetada dos emocionalistas vulgares.

Se o orador tiver uma voz dura e áspera, pode ser difícil expressar cordialidade em sua expressão. Nesse caso, é necessário se esforçar de forma consciente e diligente para superar este problema. A qualidade da voz pode ser uma questão que exigirá tempo, mas a atenção e o esforço adequados podem fazer muito para melhorar a cordialidade da voz do orador.

Assim sendo, é fundamental que a cordialidade e o sentimento expressados pelo orador sejam genuínos e não simulados. O orador não deve parecer hipócrita ou falso. Além disso, é importante não confundir cordialidade e sentimento com sentimentalismo ou uma voz trêmula e afetada. Se o orador tiver uma voz dura e áspera, é necessário se esforçar para melhorá-la consciente e diligentemente. Com a devida atenção e esforço, a cordialidade da voz pode ser aprimorada.

Além de ser genuíno e evitar uma fala dura, há aspectos mecânicos da fala que podem ajudar a expressar cordialidade. É importante lembrar que as vogais curtas, proferidas de forma cortada, tornam a fala dura. Por isso, é recomendado aprender a prolongar as vogais para abrandar a expressão tonal e torná-la mais cordial.

Assim como acontece com o entusiasmo, a cordialidade e o sentimento expressados pelo orador dependem em grande parte do que é dito. Quando se lembra de ser cordial, o orador também deve se lembrar de ser entusiasmado, quando apropriado. É importante manter um equilíbrio em todas as coisas, mas dar a expressão mais plena possível a tudo o que é dito.

Em resumo, para ler ou falar bem, é necessário prestar atenção não apenas às palavras e ideias, mas também aos sentimentos que devem ser expressos. Além disso, prolongar as vogais pode ajudar a tornar a expressão tonal mais cordial. E, por fim, é importante manter um equilíbrio entre cordialidade e entusiasmo ao dar expressão às ideias.

> **EXERCÍCIO PROPOSTO:**
> Selecione um texto, leia-o em voz alta e com o sentimento apropriado.

12. A UTILIZAÇÃO DE GESTOS E EXPRESSÕES FACIAIS NA ORATÓRIA

De fato, a comunicação humana é muito mais do que apenas palavras. As expressões faciais e gestos ajudam a transmitir emoções e enfatizar pontos importantes em uma conversa.

Algumas culturas, como as italianas e brasileiras, são conhecidas por serem especialmente expressivas com gestos vigorosos e entusiasmados. Em outras culturas, como a japonesa, os gestos são mais sutis e contidos.

No entanto, independentemente da cultura, as pessoas tendem a usar gestos naturais e expressões faciais para enfatizar o que estão dizendo. Além disso, a linguagem corporal também pode ser usada para transmitir informações adicionais, como a postura ereta que pode indicar confiança ou a inclinação da cabeça que pode indicar interesse ou curiosidade.

Assim, os gestos e expressões faciais são uma parte essencial da comunicação humana e podem ajudar a tornar uma conversa mais envolvente e significativa, pois comunicar-se é uma habilidade fundamental em todas as áreas da vida. Seja no ambiente profissional, social ou pessoal, a maneira como nos expressamos pode determinar o sucesso ou o fracasso de nossas relações e projetos.

As palavras que escolhemos para nos comunicar são apenas uma parte da mensagem que transmitimos. Gestos, expressões faciais e tom de voz são elementos igualmente importantes para que nossa comunicação seja efetiva.

Quando uma pessoa não utiliza esses recursos de maneira adequada, pode transmitir uma mensagem errada ou incompleta. Por exemplo, uma pessoa que fala de forma monótona e com pouca expressividade pode transmitir a impressão de desinteresse ou falta de entusiasmo, mesmo que as palavras que está dizendo sejam relevantes e importantes.

Por outro lado, quando utilizamos gestos e expressões faciais para complementar o que estamos dizendo, nossa mensagem se torna mais clara e interessante. Gesticular com as mãos, sorrir, fazer contato visual e mudar o tom de voz de acordo com a mensagem são recursos que podem ajudar a transmitir mais emoção e envolvimento.

Além disso, a forma como nos comunicamos pode afetar a maneira como os outros nos percebem. Quando combinamos gestos e expressões faciais adequados com as palavras que escolhemos, transmitimos uma imagem mais positiva e segura de nós mesmos. Isso pode ser especialmente importante em situações como entrevistas de emprego, apresentações em público ou negociações.

Por fim, é importante lembrar que a comunicação é uma via de mão dupla. Ao mesmo tempo em que utilizamos gestos e expressões para transmitir nossa mensagem, devemos estar atentos aos sinais que os outros estão nos enviando. Prestar atenção à linguagem corporal dos interlocutores pode nos ajudar a compreender melhor suas emoções e intenções.

Desta forma, a comunicação efetiva é composta não apenas pelas palavras que escolhemos, mas também pelos gestos e expressões faciais que utilizamos para complementar nossa mensagem. Quando aprendemos a utilizar esses recursos de maneira adequada, podemos transmitir nossas ideias e sentimentos com mais clareza, envolvimento e sucesso.

A comunicação não-verbal é uma forma essencial de transmitir informações e sentimentos durante a comunicação. Gestos e expressões faciais podem ajudar a enfatizar e esclarecer o significado das palavras que estamos dizendo. Quando falamos ao telefone, ainda podemos usar esses elementos para melhorar a comunicação.

Ao gesticular enquanto fala ao telefone, você pode ajudar a transmitir a intensidade e a importância de sua mensagem. Por exemplo, se você está tentando convencer alguém a tomar uma decisão importante, pode usar gestos para enfatizar a importância da escolha. Da mesma forma, se você está contando uma história emocionante ou triste, pode usar expressões faciais para ajudar a transmitir a emoção que está sentindo.

É importante lembrar que, embora gestos e expressões faciais possam ajudar a melhorar a comunicação, é preciso ter cuidado para não exagerar e parecer artificial. Além disso, quando falamos ao telefone, não podemos confiar apenas na comunicação não-verbal. É importante escolher cuidadosamente as palavras que estamos usando e garantir que nossa mensagem seja clara e concisa.

Em resumo, gestos e expressões faciais são importantes para a comunicação, mesmo quando falamos ao telefone. Eles podem ajudar a enfatizar a mensagem e a transmitir emoções. No entanto, é preciso ter cuidado para não exagerar e lembrar que a comunicação não-verbal não pode substituir a escolha cuidadosa das palavras que usamos.

Apesar de alguns autores darem dicas de como gesticular de forma adequada, as habilidades de comunicação não são adquiridas através de manuais. Ninguém precisa estudar para aprender a sorrir ou a ficar chateado. É importante que nossos gestos sejam autênticos e sinceros, pois a espontaneidade é fundamental para transmitir nossos sentimentos de forma efetiva.

Existem duas categorias principais de gestos: descritivos e enfáticos. Os gestos descritivos são utilizados para expressar ação ou indicar dimensão e localização. Quando você estiver prestando atenção ao uso de gestos, é importante que você não se limite a fazer apenas um ou dois gestos, mas sim gesticular de forma natural durante todo o discurso.

Se você estiver enfrentando dificuldades nesse aspecto, preste atenção em palavras que sugiram direção, distância, tamanho, localização ou posições relativas. No entanto, na maioria das vezes, basta você se envolver no discurso e falar e agir como faria no seu dia a dia, sem se preocupar com a impressão que está causando. Quando estamos relaxados, fazemos gestos de forma natural.

O uso de gestos enfáticos é uma forma de expressar sentimentos e convicções, além de ser uma maneira de destacar e reforçar ideias durante um discurso. Embora sejam importantes, é preciso ter cautela, pois podem facilmente se tornar maneirismos. A repetição constante do mesmo gesto pode distrair o público e prejudicar a eficácia da mensagem transmitida.

Para determinar quais gestos enfáticos usar e com que frequência os utilizar, é importante considerar os sentimentos dos seus ouvintes. Alguns gestos podem causar desconforto em determinadas pessoas, como apontar para a plateia. Em algumas culturas, determinados gestos são vistos como efeminados para homens, como colocar a mão na boca para demonstrar surpresa. Já em outras partes do mundo, as mulheres podem ser consideradas imodestas se gesticularem livremente com as mãos. Além disso, gestos exagerados em frente a um grupo pequeno podem ser considerados cômicos em quase todas as culturas, portanto, é importante ter cautela ao utilizá-los.

Conforme você adquirir mais experiência e aprimorar suas habilidades de comunicação, seus gestos serão expressos de forma natural, transmitindo seus sentimentos com convicção e sinceridade e, assim, tornando seu discurso mais significativo.

A comunicação não verbal é uma forma poderosa de transmitir nossos sentimentos e emoções, e a expressão facial é uma das principais maneiras pelas quais fazemos isso. Com os olhos, boca e movimentos da cabeça, somos capazes de transmitir uma ampla gama de emoções, desde alegria e admiração até indiferença e aversão, sem sequer abrir a boca. Em conjunto com as palavras, a expressão facial pode tornar a mensagem ainda mais impactante, criando um efeito visual e emocional que é difícil de ignorar. O rosto humano possui mais de 30 músculos, e quase metade deles são usados quando sorrimos, o que destaca ainda mais a importância da expressão facial na comunicação.

A comunicação é uma habilidade fundamental para o sucesso pessoal e profissional. O modo como nos expressamos pode influenciar significativamente as nossas interações com os outros. Além das palavras que escolhemos, a nossa linguagem corporal é crucial para transmitir a nossa mensagem de forma eficaz.

Um exemplo disso é o sorriso. Sorrir é uma forma de comunicação não-verbal que pode afetar a forma como os outros nos percebem. Quando sorrimos, estamos enviando uma mensagem de amizade e simpatia. Isso pode ajudar a estabelecer uma conexão emocional com as pessoas e torná-las mais receptivas ao que temos a dizer.

Por outro lado, se não demonstramos expressão facial ou parecemos estressados, podemos transmitir uma mensagem de desinteresse ou falta de sinceridade. Isso pode levar os outros a se sentirem desconfortáveis ou desconfiados em relação a nós.

No entanto, é importante lembrar que o equilíbrio é essencial. Sorrir em excesso pode parecer falso e desviar a atenção do que estamos dizendo. Portanto, é importante considerar o contexto e a mensagem que estamos tentando transmitir ao escolher a expressão facial adequada.

Em resumo, a nossa linguagem corporal, incluindo a expressão facial, pode ter um grande impacto na forma como os outros nos percebem e respondem à nossa mensagem. Sorrir pode ser uma ferramenta poderosa para construir conexões emocionais e transmitir simpatia, mas é importante usar com moderação e equilíbrio.

EXERCÍCIOS:

1. Selecione um texto. Leia-o. Explique nas próprias palavras como se deu a construção da arca e o ajuntamento dos animais. Não se preocupe com detalhes; simplesmente diga o que se lembra. Ao falar, faça gestos descritivos. Peça que alguém o observe e dê sugestões.

2. Fale como se estivesse dando uma boa notícia a alguém. Certifique-se de que suas expressões faciais reflitam o que realmente sente em relação ao que está falando.

13. NÃO DESCUIDE DO CONTATO VISUAL! COMO FAZER?

Um homem idoso uma vez afirmou que os olhos são capazes de revelar atitudes e emoções, como surpresa, medo, compaixão, amor, dúvida e pesar. Ele se referia aos seus compatriotas que haviam passado por terríveis sofrimentos e afirmou que eles conseguiam se comunicar apenas com o olhar.

Manter um bom contato com os ouvintes é fundamental para qualquer orador, não importa se é um professor, palestrante ou apresentador. Isso permite que suas palavras tenham um impacto positivo no público e ajuda a criar uma conexão emocional com eles. Quando um orador está em sintonia com a assistência, ele pode adaptar seu discurso de acordo com a reação da plateia, fazer perguntas para manter o envolvimento e reforçar os pontos importantes.

O uso de notas durante a apresentação é um fator importante a ser considerado. Anotações extensas podem distrair o orador e dificultar a manutenção do contato visual com a assistência. Por outro lado, notas muito curtas podem deixar o orador inseguro e incapaz de se lembrar do que precisa ser dito.

A chave para um uso eficiente de notas é o equilíbrio. O orador deve ter notas suficientes para lembrar dos pontos principais, mas não tantas a ponto de perder a conexão com a plateia. Além disso, o orador deve praticar o suficiente para se sentir confiante e confortável com suas notas, de modo a não precisar olhar para elas com frequência.

Dessa forma, manter um bom contato com a assistência é essencial para qualquer orador que deseja ter um impacto positivo. O uso perito de notas pode ajudar a manter o contato visual sem comprometer a eficiência da apresentação. A prática é fundamental para encontrar o equilíbrio certo entre as notas e o contato visual, de modo a garantir um discurso eficiente e impactante.

O contato visual é uma das habilidades mais importantes na comunicação interpessoal. Quando falamos com alguém, o contato visual pode transmitir confiança, sinceridade e interesse no que a outra pessoa está dizendo. Além disso, o contato visual pode ajudar a estabelecer uma conexão emocional com a outra pessoa, o que é fundamental para uma comunicação eficaz.

Ao olhar para as pessoas na assistência, podemos notar suas expressões faciais e corporais, o que pode nos ajudar a entender como elas estão reagindo ao que estamos dizendo. Isso pode nos permitir ajustar nossa comunicação de acordo com a resposta da audiência, tornando-a mais eficaz e envolvente.

No entanto, é importante lembrar que o contato visual deve ser usado com moderação e de forma apropriada. Evite olhar fixamente para uma única pessoa por muito tempo, pois isso pode ser interpretado como ameaçador ou desconfortável. Em vez disso, faça contato visual com várias pessoas na assistência, alternando o olhar entre elas.

Assim, o contato visual é uma habilidade crucial na comunicação interpessoal. Ao olhar para as pessoas na assistência, podemos estabelecer uma conexão emocional e ajustar nossa comunicação de acordo com a resposta da audiência. Lembre-se de usar o contato visual de forma apropriada e com moderação para obter os melhores resultados.

Olhar para a plateia durante uma apresentação não se trata apenas de um movimento mecânico de um lado para o outro, para garantir que todos se sintam inclusos.

É importante direcionar sua atenção a um indivíduo na plateia e falar diretamente com ele por uma ou duas frases. Em seguida, mude seu foco para outro indivíduo e continue falando por mais algumas frases. Evite olhar por muito tempo para uma só pessoa, pois isso pode constrangê-la, e não concentre sua atenção em apenas algumas pessoas na plateia.

Em vez disso, procure direcionar seu olhar para diversas pessoas na plateia. No entanto, quando estiver falando com alguém, certifique-se de falar com ele diretamente e observe sua reação antes de se mover para outra pessoa. É importante que suas anotações estejam posicionadas em um local onde você possa olhar para elas rapidamente, sem precisar mover demais a cabeça. Caso contrário, isso pode prejudicar o contato visual com a plateia.

A linguagem corporal é uma forma poderosa de comunicação e o contato visual é uma das formas mais importantes de demonstrar confiança e credibilidade no discurso. Quando mantemos um contato visual amistoso, estamos mostrando que estamos presentes e interessados na conversa, e isso ajuda a estabelecer uma conexão mais forte com o interlocutor.

Por outro lado, quando evitamos o contato visual ou olhamos para baixo ou para algum objeto, podemos passar uma mensagem de desinteresse ou falta de confiança.

Isso pode prejudicar a nossa capacidade de transmitir a mensagem de forma clara e eficaz, e pode fazer com que o interlocutor questione a nossa sinceridade ou competência.

No entanto, é importante lembrar que o contato visual pode variar de acordo com as diferentes culturas e contextos. Em algumas culturas, manter um contato visual prolongado pode ser considerado rude ou invasivo, enquanto em outras pode ser visto como um sinal de respeito e confiança.

Por isso, é importante adaptar a nossa linguagem corporal ao contexto em que estamos inseridos e estar atentos aos sinais que estamos emitindo. Quando estamos conscientes da nossa postura e contato visual, podemos melhorar a nossa capacidade de comunicar efetivamente com os outros e estabelecer relações mais positivas e produtivas.

Em algumas culturas, manter contato visual prolongado é considerado uma atitude rude, agressiva ou desafiadora, especialmente quando se fala com pessoas de gênero oposto, chefes ou outras pessoas importantes. Em certos lugares, é visto como falta de respeito um jovem olhar diretamente nos olhos de alguém mais velho. No entanto, em locais onde isso não é considerado ofensivo, olhar nos olhos das pessoas ao fazer uma declaração importante pode enfatizar o que se diz e indicar convicção.

Durante uma apresentação, é importante ser amigável e acolhedor ao se comunicar com os presentes. Caso seja adequado, introduza perguntas intrigantes para iniciar uma conversa sobre um assunto de interesse mútuo. Além disso, é fundamental manter contato visual com a pessoa com quem está falando e, se possível, olhar em seu rosto de maneira respeitosa e cordial. Um sorriso caloroso acompanhado de um olhar que transmita alegria íntima pode ser bastante cativante. A expressão facial que você apresenta pode dizer muito sobre sua personalidade e contribuir para que o interlocutor se sinta mais confortável durante a conversa.

Observar a expressão nos olhos de alguém pode ser uma ferramenta valiosa na comunicação interpessoal. Os olhos podem revelar muito sobre o que a outra pessoa está pensando ou sentindo, mesmo que ela não o expresse verbalmente. Por exemplo, se você está falando com alguém e percebe que a pessoa está olhando para o relógio com frequência ou desviando o olhar, isso pode indicar que ela está impaciente ou não está interessada no que você está dizendo. Por outro lado, se a pessoa mantém contato visual e parece estar prestando atenção, isso pode indicar que ela está engajada na conversa.

É importante lembrar que a expressão nos olhos não é uma ciência exata e pode ser interpretada de maneiras diferentes. Algumas pessoas podem ter expressões faciais mais difíceis de ler do que outras, e o contexto da situação também pode afetar a interpretação. No entanto, prestar atenção na expressão nos olhos de alguém pode ajudá-lo a adaptar sua comunicação para melhor atender às necessidades da outra pessoa.

A comunicação é uma habilidade essencial para o sucesso em todos os aspectos da vida. E para ser um bom comunicador, é importante estar consciente de sua linguagem corporal, especialmente durante apresentações. Além de escolher as palavras certas, o contato visual é uma das formas mais poderosas de se conectar com o público.

No entanto, é importante lembrar que o contato visual deve ser respeitoso e natural. Encarar fixamente pode ser intimidante e desconfortável, então mantenha um equilíbrio e evite olhar para o mesmo lugar por muito tempo. Em vez disso, olhe para diferentes pessoas no público para mostrar que você está se comunicando com todos.

Se você estiver lendo um texto, pode ser difícil manter um contato visual consistente. Nesse caso, tente olhar para a plateia sempre que possível, especialmente em momentos-chave da apresentação. Isso ajudará a manter a atenção do público e a avaliar sua compreensão e receptividade ao que está sendo dito.

Em resumo, o contato visual é uma parte importante da comunicação eficaz durante apresentações. Mantenha-o natural e respeitoso, variando o olhar entre diferentes pessoas para manter a conexão com o público. Ao fazer isso, você será capaz de transmitir sua mensagem de forma mais clara e impactante.

É comum que pessoas tímidas tenham dificuldade em manter contato visual durante uma conversa. No entanto, é importante lembrar que o contato visual é uma parte essencial da comunicação não verbal e pode transmitir confiança, sinceridade e interesse no que está sendo dito.

Se você tem dificuldade em manter contato visual, existem algumas técnicas que podem ajudar. Uma delas é começar praticando em situações mais confortáveis, como com amigos próximos ou familiares. Tente manter contato visual por alguns segundos e depois desviar o olhar. Com o tempo, vá aumentando o tempo de contato visual até se sentir mais confortável.

Além disso, é importante lembrar que a prática leva à perfeição. Quanto mais você se esforçar para manter contato visual durante as conversas, mais natural se tornará com o tempo. Não desista e continue praticando, pois isso pode fazer uma grande diferença na eficácia da sua comunicação.

Antes de iniciar uma apresentação em público, é recomendável que o orador faça uma pausa e olhe para a plateia por alguns segundos, estabelecendo contato visual com alguns dos presentes, já que em muitos lugares isso é considerado apropriado. Essa breve pausa pode ajudar a superar o nervosismo inicial e permitir que os ouvintes se adaptem às atitudes ou emoções reveladas pela expressão facial do orador. Além disso, dará tempo para que a plateia se cale e esteja pronta para prestar atenção.

Para melhorar o seu discurso, é importante manter contato visual com a audiência durante a apresentação. Em vez de olhar apenas para o grupo como um todo, procure focar em ouvintes individuais. Essa é uma prática comum em quase todas as culturas, pois ajuda a estabelecer uma conexão mais forte entre o orador e o público. Portanto, ao fazer um discurso público, lembre-se de manter um certo grau de contato visual com a assistência.

O ato de prestar atenção à plateia envolve mais do que simplesmente mover os olhos de um lado para o outro em um ritmo constante. É importante olhar respeitosamente nos olhos de um dos ouvintes e, caso seja apropriado, dirigir-lhe uma frase completa. Depois, é preciso olhar para outra pessoa e falar algumas sentenças, sem olhar por tanto tempo a ponto de deixá-la desconfortável ou concentrar-se apenas em algumas pessoas presentes. É importante continuar a varrer o olhar pela plateia, mas ao se dirigir a alguém, é fundamental manter uma conversa com a pessoa e observar sua reação antes de direcionar a atenção para outra pessoa.

Para uma apresentação bem-sucedida, é importante manter suas notas à mão na tribuna para que possa consultá-las facilmente com um simples movimento dos olhos. Se precisar abaixar ou virar a cabeça para lê-las, isso pode prejudicar o contato com a plateia.

É importante analisar com que frequência você precisa consultar suas notas e em que momentos isso é necessário. Se você olhar para as notas ao atingir um ponto alto do discurso, pode perder a reação da assistência e enfraquecer a força da sua fala. Em geral, isso indica um hábito nervoso ou falta de preparação para o discurso.

Da mesma forma, se você consultar suas notas com muita frequência, pode perder o contato com os ouvintes. Portanto, é importante encontrar um equilíbrio e usar as notas apenas como um guia para manter o fluxo da sua apresentação.

Comunicar com clareza e eficácia é uma habilidade valiosa em qualquer ambiente, seja no trabalho, na escola ou em sua vida pessoal. Durante um discurso, é importante transmitir suas ideias de forma clara e envolvente para manter a atenção do público. Uma maneira de fazer isso é usar analogias simples, como a metáfora de jogar uma bola para outra pessoa.

Assim como você espera que a pessoa pegue a bola que você jogou, espera que seus ouvintes captem suas ideias. É importante observar as reações do público para saber se estão acompanhando seu raciocínio. Gestos como acenos de cabeça, sorrisos e olhares atentos indicam que estão entendendo suas ideias.

Outra maneira de manter a atenção do público é manter um bom contato visual. Isso mostra que você está confiante e engajado com o público, e ajuda a estabelecer uma conexão mais forte entre você e seus ouvintes. Lembre-se de manter uma postura corporal adequada e evitar gestos nervosos ou distrativos.

Assim sendo, ao fazer um discurso, use analogias simples para transmitir suas ideias, observe as reações do público e mantenha um bom contato visual para manter a atenção e estabelecer uma conexão mais forte. Com essas dicas, você pode se tornar um comunicador mais eficaz e envolvente.

Comunicar-se de forma eficaz é uma habilidade crucial em muitas áreas da vida, incluindo no ambiente profissional. Ao falar com uma pessoa em particular, é importante usar um tom pessoal e direto, usando pronomes na primeira pessoa do singular ou do plural, como "eu" ou "nós", dependendo do contexto. Isso ajuda a criar uma conexão mais forte entre você e o ouvinte. No entanto, é importante lembrar que, ao falar com uma audiência maior, deve-se usar pronomes na terceira pessoa do singular ou do plural, como "eles" ou "elas", para evitar a familiaridade excessiva.

Além disso, é importante observar de perto a linguagem corporal do ouvinte, prestando atenção aos sinais de que ele está ou não engajado na conversa, para que possa ajustar sua abordagem de acordo. Por exemplo, se a pessoa parecer entediada ou distraída, pode ser necessário mudar o assunto ou adicionar mais entusiasmo à sua voz para manter a atenção dela. Por outro lado, se a pessoa parecer animada e interessada, pode ser apropriado aprofundar o assunto ou oferecer mais informações.

Lembre-se de observar a linguagem corporal do ouvinte e ajustar sua abordagem de acordo para manter a atenção dele e criar uma comunicação eficaz.

Como dito anteriormente a comunicação é uma habilidade importante em qualquer área da vida, seja no trabalho ou nas relações pessoais. No entanto, é preciso ter cuidado com o uso dos pronomes pessoais, para não colocar os ouvintes em situações embaraçosas. É fundamental escolher as palavras corretas para que a mensagem seja compreendida da maneira adequada.

Por exemplo, se você estiver fazendo um discurso sobre delinquência, é importante não usar uma forma de tratamento que dê a entender que os ouvintes são os delinquentes. Nesse caso, é melhor usar o pronome "nós", incluindo a si mesmo no discurso, em vez de falar apenas dos ouvintes. Dessa forma, você demonstra cortesia e consideração pelos seus ouvintes, e evita constrangimentos desnecessários.

Além disso, é importante lembrar que a escolha das palavras e a forma como elas são usadas podem afetar a forma como as pessoas percebem a mensagem. Por isso, é fundamental ser criterioso e cuidadoso ao escolher as palavras e ao usar os pronomes pessoais, para garantir que a mensagem seja compreendida da maneira correta e que não haja mal-entendidos. Lembrando sempre que a cortesia e a consideração são essenciais em qualquer situação de comunicação.

Falar em público pode ser uma tarefa desafiadora para muitas pessoas, mas com a devida preparação e treinamento, é possível se tornar um orador eficaz. Uma das chaves para um proferimento bem-sucedido é a preparação cuidadosa, que inclui a elaboração de um roteiro ou manuscrito para guiar a apresentação.

Embora o uso de um manuscrito possa limitar o contato visual com a assistência, um orador experiente e bem-preparado ainda pode olhar para os ouvintes de vez em quando para manter a atenção deles e garantir que a mensagem seja compreendida.

O treinamento também é importante para ajudar o orador a se sentir confiante e confortável durante a apresentação, o que pode melhorar significativamente o impacto da mensagem apresentada.

Em resumo, a combinação de experiência, preparação cuidadosa e treinamento adequado é essencial para se tornar um orador eficaz.

> **EXERCÍCIO:**
> Nas conversas diárias com a família e os amigos, esforce-se para aumentar o contato visual, fazendo isso de um modo que não ofenda os costumes locais.

14. SEJA NATURAL! O QUE SERIA ISSO?

É importante que as pessoas se expressem de forma natural, pois isso ajuda a conquistar a confiança dos ouvintes. Se alguém estiver falando por trás de uma máscara, é improvável que as palavras sejam confiáveis. Mesmo que a máscara tenha um desenho mais bonito do que o rosto do orador, isso não muda a situação. Portanto, é essencial evitar disfarces e ser autêntico consigo mesmo.

Também é importante não confundir naturalidade com desleixo. Devemos evitar erros gramaticais, pronúncias equivocadas e falta de clareza na articulação, bem como o uso excessivo de gírias. É fundamental que demonstremos uma postura apropriada e digna, tanto na forma como falamos quanto na nossa postura. Uma pessoa natural não é excessivamente formal nem se preocupa em impressionar os outros. É possível ser autêntico sem deixar de lado a elegância e a clareza na comunicação.

Você costuma sentir nervosismo ao falar em público? Essa é uma sensação comum para a maioria das pessoas, porém, para alguns indivíduos, essa dificuldade é mais frequente. A tensão pode afetar a qualidade da voz, deixando-a forçada ou trêmula, além de provocar movimentos desajeitados com as mãos ou com a cabeça.

Existem diversos motivos pelos quais um orador pode se sentir apreensivo antes de falar em público. Talvez esteja preocupado em causar uma boa impressão ou em garantir o sucesso da apresentação. Embora seja normal ter essas preocupações, é importante não dar demasiada atenção a elas. Para se sentir mais confiante, é fundamental se preparar bem e refletir sobre o propósito da apresentação. Lembre-se de que você está ali para comunicar algo importante e útil para a sua audiência.

É importante lembrar que as pessoas possuem livre-arbítrio e, portanto, são capazes de aceitar ou rejeitar uma mensagem. É fundamental reconhecer que as pessoas têm o direito de pensar de acordo com suas próprias perspectivas e, consequentemente, precisam estar cientes das consequências – positivas ou negativas – de suas formas de pensamento, pois é provável que esses pensamentos se transformem em ações em algum momento.

Quando se trata de fazer uma apresentação, é importante lembrar que o objetivo principal é comunicar algo de forma clara e eficaz. E para fazer isso, é crucial entender as necessidades e expectativas do seu público-alvo. Ao se concentrar nas necessidades dos outros, você pode garantir que sua apresentação seja atraente e natural.

Para começar, é importante pensar no que seu público espera da sua apresentação. Eles estão procurando informações específicas? Eles estão buscando inspiração? Eles querem ser entretidos? Ao entender essas necessidades, você pode personalizar sua apresentação para atender às expectativas do seu público.

Além disso, é importante ter em mente que a comunicação eficaz é uma via de mão dupla. Em outras palavras, você deve estar aberto e receptivo às perguntas e *feedback*s do seu público. Isso não só ajuda a manter a atenção do seu público, mas também permite que você faça ajustes em sua apresentação para garantir que está atendendo às necessidades do seu público.

Por fim, não se esqueça de que a confiança é fundamental ao fazer uma apresentação. Ao se concentrar nas necessidades do seu público, você pode se sentir mais confiante e natural ao falar. E isso, por sua vez, ajudará a manter a atenção do seu público e garantir que sua mensagem seja comunicada de forma clara e eficaz.

Quando falamos em público, é importante agir e falar de forma natural para deixar os ouvintes à vontade e receptivos à mensagem que queremos transmitir. Em vez de dar um discurso formal, é melhor conversar com eles e mostrar interesse. Agradeça a presença e os comentários (se houver) de forma amigável. Se a cultura ou língua local exigir formalidades, respeite-as. No entanto, esteja sempre aberto a sorrir e ser amigável. Essa abordagem pode ajudar a criar uma conexão mais forte com o público e tornar a apresentação mais interessante e envolvente.

Para falar com um grupo, é recomendável usar um estilo natural e conversacional. No entanto, se a plateia for grande, pode ser necessário aumentar o volume da voz para que todos possam ouvir. Se você tentar memorizar o discurso ou se suas notas forem muito detalhadas, provavelmente ficará muito preocupado com a fraseologia exata das sentenças. É importante escolher as palavras certas, mas se você prestar muita atenção nisso, sua fala pode parecer forçada e formal, perdendo a naturalidade. Em vez disso, pense cuidadosamente sobre o que deseja dizer com antecedência, mas concentre-se mais nas ideias do que nas palavras.

É importante seguir a mesma orientação quando se trata de entrevistas. Ao se preparar para uma entrevista, é fundamental se preparar adequadamente, mas evite ler ou decorar respostas. É recomendado que você utilize uma modulação natural ao falar, a fim de tornar suas expressões mais espontâneas e atraentes.

Desta forma, alerto para a importância de equilibrar as características desejáveis de uma boa oratória. Embora seja importante articular e pronunciar as palavras de forma clara, devemos evitar exageros que possam fazer com que nossa linguagem soe afetada e artificial.

Além disso, ao utilizar gestos durante a fala, é importante que sejam empregados de forma enfática e descritiva, mas sem exageros que possam distrair a audiência do que está sendo dito. Devemos falar de forma audível, mas sem elevar o tom da voz em excesso. Ocasionalmente, podemos aumentar o vigor da fala, mas sem exaltações.

Por fim, é importante utilizar modulação, entusiasmo e sentimentos de forma que não chame atenção para si mesmo ou faça a audiência se sentir desconfortável. Em suma, é preciso buscar um equilíbrio entre as características de uma boa oratória para que a mensagem seja transmitida de forma clara e eficiente.

Existem pessoas que possuem uma habilidade natural em falar com precisão, mesmo em conversas informais, enquanto outras preferem um estilo mais casual. No entanto, é fundamental que todos pratiquem a boa comunicação no dia a dia, pois isso torna mais fácil falar com naturalidade e confiança em situações formais, como discursos. Portanto, é importante cultivar uma boa comunicação no cotidiano para estar preparado quando a necessidade de falar em público surgir.

Para aprimorar a leitura em público, é necessário dedicar esforço para ler com naturalidade. O primeiro passo é identificar as ideias principais do texto que será lido e observar como elas são desenvolvidas, tendo-as bem em mente. Caso contrário, corre-se o risco de apenas ler as palavras sem compreender seu significado. É importante também confirmar a pronúncia de palavras desconhecidas antes da leitura.

Para melhorar sua leitura em voz alta, é importante praticar com a modulação correta e agrupar as palavras de maneira que transmita as ideias com clareza. É recomendado treinar várias vezes até conseguir ler com fluência. Além disso, é essencial se familiarizar bem com o conteúdo para que, quando ler em voz alta, consiga usar o mesmo tom que usaria em uma conversa animada. Isso ajuda a tornar a leitura mais natural e agradável.

É importante tomar cuidado ao dar vida ao texto. É recomendável ler com naturalidade, sem exagerar no tom teatral. A leitura deve ser conversacional, para que não soe artificial, mas ainda assim seja convincente.

EXERCÍCIOS:

1. Escolha um texto que tenha diálogos. Leia-o em silêncio e preste atenção em quem participa do diálogo. Depois, leia em voz alta com a expressividade e naturalidade apropriadas.

15. O QUE SIGNIFICA BOA APARÊNCIA NA ORATÓRIA?

Ter uma boa aparência pessoal não só é importante para manter o equilíbrio, mas também por outras razões cruciais. Se negligenciada, a aparência de um orador pode distrair sua audiência e impedir que eles se concentrem no que ele está dizendo. Isso pode levar à atenção do público voltada para o próprio orador, o que não é desejável. Além disso, se alguém não se cuida adequadamente, isso pode fazer com que os outros menosprezem e rejeitem sua mensagem, o que deve ser evitado a todo custo.

É essencial evitar os extremos no modo de vestir. Não se deve vestir de forma exagerada ou ostentosa, o que chama a atenção desnecessariamente para a roupa. Da mesma forma, também é importante evitar um aspecto desleixado. É possível estar bem vestido sem precisar usar um terno novo. Basta ser cuidadoso e asseado, mantendo as calças passadas e a gravata bem colocada. Essas são pequenas coisas que todos podem fazer para manter uma boa aparência pessoal.

É importante ter em mente que nem todo mundo se veste da mesma maneira. Não é algo de se esperar. As pessoas têm gostos diferentes, e isso é perfeitamente normal. O que é considerado a forma correta de se vestir também varia de acordo com as diferentes partes do mundo, mas é sempre bom evitar se vestir de maneira que sugira coisas desfavoráveis à mente de quem ouve.

A higiene adequada também merece atenção. Cabelo bagunçado deixa uma má impressão. Deve-se tomar cuidado razoável para apresentar uma aparência limpa a esse respeito.

É verdade que a postura é uma parte importante da aparência pessoal e pode afetar a forma como os outros percebem e recebem uma pessoa. Ter uma postura adequada pode transmitir confiança, autoestima e respeito, enquanto uma postura encurvada pode fazer com que a pessoa se sinta insegura, desleixada ou desinteressada.

No entanto, é importante lembrar que a postura ideal pode variar de acordo com a anatomia e condição física de cada indivíduo, e tentar conformar-se a uma norma rígida pode ser prejudicial à saúde e ao bem-estar. Por exemplo, algumas pessoas podem ter condições médicas que afetaram a postura, como escoliose ou hiperlordose, e precisam de tratamento especializado.

Por outro lado, posturas extremas ou externas, como ombros caídos, cabeça baixa, ou hiperextensão lombar, podem ser corrigidas com exercícios físicos específicos e ajustes posturais. Além disso, a consciência corporal e a prática de atividades físicas regulares podem ajudar a melhorar a postura e prevenir problemas de saúde relacionados à má postura.

Em resumo, ter uma postura adequada é importante para a aparência pessoal e pode influenciar a forma como os outros percebem e recebem uma pessoa. No entanto, é importante evitar normas rígidas e preconceitos e buscar uma postura saudável e confortável que se adapte às características físicas e condições de cada indivíduo.

Desta forma, preparar-se adequadamente é essencial para corrigir a postura. Se você deseja melhorar sua postura ao falar em público, deve antecipar e garantir que assuma uma postura correta antes de começar a falar. A prática diária da postura adequada também pode ajudá-lo a corrigir esse problema.

Por exemplo, quando ocorre a queda de papéis ou outro material que utilizamos durante nossa palestra, isso certamente distrai a atenção da plateia e cria uma má impressão. Isso não significa que você nunca deve levar notas consigo, mas quando surgem problemas que desviam a atenção do discurso, é um sinal de que você precisa prestar mais atenção à aparência correta. Também é importante examinar a aparência de suas anotações.

Ter os bolsos visivelmente cheios de canetas, lápis ou outros itens pode distrair significativamente os ouvintes durante um discurso. Embora não haja regras rígidas sobre onde esses itens devem ser guardados, é importante considerar fazer algumas modificações se eles começarem a chamar a atenção e desviar o foco do discurso.

Outro aspecto que podemos ampliar a respeito da nossa aparência ao prepararmos um discurso, é a respeito da disposição de ânimo exigida pela matéria. Por exemplo, ao falar sobre um assunto tenso, não é apropriado ter um sorriso largo no rosto. Da mesma forma, ao falar sobre boas notícias, seria inadequado ter um aspecto carrancudo.

As expressões faciais, em geral, não são um problema, e é natural que alguns indivíduos tenham uma expressão mais séria do que outros. No entanto, é importante evitar os extremos que podem desviar a atenção do discurso. Se a expressão facial do orador suscitar dúvidas quanto à sua sinceridade na mente dos ouvintes, isso certamente é indesejável.

Portanto, ao preparar um discurso, é importante considerar a disposição de ânimo adequada para transmitir a mensagem. Se for um assunto sério, deve ser proferido de forma séria, e se for um tema alegre, deve ser proferido de forma feliz. Mantendo a matéria em mente, a expressão facial do orador refletirá naturalmente o tom do discurso. Quando o orador se sente confortável na tribuna, sua expressão facial geralmente irradia confiança e alegria.

Deve-se dar importância à boa aparência, pois ela pode influenciar significativamente o conceito que os outros formam a nosso respeito. A maneira como nos apresentamos pode afetar a forma como somos percebidos e tratados pelos outros, tanto em termos pessoais quanto profissionais.

Uma boa aparência envolve cuidados com a higiene pessoal, roupas apropriadas para a ocasião, postura correta e expressão facial apropriada. Ao cuidarmos da nossa aparência, demonstramos respeito por nós mesmos e pelos outros, além de transmitir uma imagem positiva de confiança e profissionalismo.

Por outro lado, uma aparência descuidada pode prejudicar a nossa percepção e afetar as nossas relações pessoais e profissionais. Por isso, é importante investir tempo e esforço na manutenção da nossa aparência, para garantir que ela reflita quem somos e que queremos transmitir aos outros.

EXERCÍCIOS PROPOSTOS:

Ao menos uma vez por semana faça uma autoanálise de sua aparência, nas ocasiões em que você teve que participar de algum evento, fazendo-se as seguintes perguntas: Está tudo limpo? Sua aparência reflete bom-senso? Está tudo em ordem? Seu cabelo está penteado adequadamente para a ocasião?

16. O EQUILÍBRIO É FUNDAMENTAL. COMO ADQUIRI-LO?

O equilíbrio é uma característica essencial para um orador descontraído e confiante. Aqueles que não têm equilíbrio podem demonstrar falta de confiança, o que está diretamente relacionado a essa característica. No entanto, é importante ressaltar que o excesso de confiança também pode ser prejudicial e levar o orador a adotar posturas inadequadas, como se mostrar altivo ou desleixado.

Entenda que estou abordando sobre as características de um orador equilibrado e como essa postura pode influenciar a confiança do orador durante uma apresentação. É importante lembrar que cada indivíduo tem um estilo de comunicação diferente e pode expressar sua confiança de maneira diferente.

No entanto, concordo que um orador equilibrado é aquele que está confortável com a situação e tem controle sobre suas emoções e comportamento. Isso geralmente é demonstrado através de uma fala clara e consistente, linguagem corporal calma e gestos suaves. Quando o orador está confiante e equilibrado, isso pode transmitir segurança e confiança para a audiência.

Por outro lado, um orador que parece desleixado ou ansioso pode ter dificuldades em estabelecer uma conexão com a audiência e transmitir a mensagem com força. É importante encontrar um equilíbrio entre ser confiante e manter a humildade e atenção na apresentação.

Também, é importante lembrar que a prática e a preparação são essenciais para se tornar um orador confiante e equilibrado. Com o tempo e a experiência, é possível aprimorar suas habilidades de comunicação e desenvolver uma presença de palco confiante e autônoma.

A falta de confiança pode surgir quando o orador não se sente bem-preparado ou confiante em relação ao conteúdo de sua apresentação. Isso pode acontecer quando o orador não tiver tempo suficiente para preparar o discurso, ou quando não se sentir confortável com o assunto que vai abordar.

Além disso, a falta de confiança pode estar relacionada à autoestima e à percepção que o orador tem de si mesmo como orador. Se ele se sente inseguro em relação às suas habilidades de comunicação, isso pode afetar sua confiança na hora de falar em público.

É importante ressaltar que a falta de confiança não é uma característica inata e que pode ser superada com esforço e prática e ensino isso em meus cursos. Com a preparação adequada e uma atitude positiva em relação às suas habilidades como orador, o indivíduo pode desenvolver confiança e equilíbrio para falar em público de forma eficaz.

As tensões e emoções acumuladas podem se manifestar de diversas maneiras físicas ou corporais, como tremores nas mãos, suor excessivo, gagueira, falta de ar, entre outros. Além disso, as manifestações vocais também podem ser prova de falta de equilíbrio, como a voz trêmula, a fala rápida e confusa, a hesitação e a falta de entusiasmo.

Para evitar essas manifestações, é importante que o orador esteja bem-preparado e confiante em sua apresentação.

Além disso, é importante praticar técnicas de controle de exercícios e da postura, que podem ajudar a manter a calma e a confiança durante a fala em público.

Para adquirir confiança, é necessário acreditar que se pode alcançar o objetivo. Isso significa ter a certeza de que se domina a situação e se pode controlá-la. No palco, a confiança pode ser alcançada por meio da experiência. Com o tempo, o orador pode estar razoavelmente certo que sua apresentação será bem-sucedida. Além disso, é essencial ter conhecimento do tema e estar convencido de que ele é valioso.

A preparação cuidadosa do discurso é fundamental para garantir a confiança ao orador. Certifique-se de que entendeu bem tudo o que vai dizer e torne a apresentação interessante e animada. Lembre-se de que uma assistência viva pode dar vida ao discurso e ajudá-lo a se sentir mais confiante.

Ainda em relação à preparação do discurso, friso em meus cursos que a pessoa precisa tomar cuidado para que, ao se preparar, não o faça de forma errada.

A primeira evidência de equilíbrio, portanto, se manifesta no seu porte físico. Essas são todas as manifestações físicas que indicam falta de confiança e equilíbrio. É importante que o orador se conscientize desses comportamentos e tente controlá-los. Por exemplo, manter as mãos relaxadas ao lado do corpo ou gesticular com naturalidade pode ajudar a demonstrar mais confiança e segurança na fala. Além disso, manter uma postura ereta, mas não rígida, pode ajudar a transmitir uma imagem de confiança e domínio da situação. A prática pode ajudar a desenvolver essas habilidades e melhorar o equilíbrio do orador.

As manifestações vocais também podem ser controladas com esforço consciente. Antes de começar a falar, respire fundo algumas vezes para ajudar a relaxar os músculos da garganta e do diafragma. Fale devagar e claramente, e preste atenção à sua entonação. Evite falar em um tom agitado alto ou baixo. Tente projetar sua voz para que ela possa ser ouvida claramente em toda a sala. Lembre-se de que o objetivo é comunicar suas ideias de forma clara e eficaz, e não apenas falar por falar. Ao manter o foco em sua mensagem, você será capaz de controlar suas manifestações vocais e transmitir confiança e equilíbrio.

Além disso, praticar a sua apresentação antes do discurso pode ajudá-lo a sentir-se mais confiante e preparado. Ensaiar o discurso em voz alta, na frente do espelho ou para amigos e familiares, pode ajudá-lo a se sentir mais à vontade com o conteúdo e identificar quaisquer áreas que precisem de melhoria. Também é útil ensaiar a forma como você gostaria de apresentar visualmente, como seus gestos, postura e contato visual.

Outra dica importante é conhecer bem o público-alvo e adaptar a sua apresentação às suas necessidades e interesses. Conhecer o nível de conhecimento e as expectativas dos ouvintes pode ajudá-lo a ajustar o tom, o ritmo e o conteúdo do discurso, tornando-o mais envolvente e interessante.

Em resumo, a confiança e o equilíbrio podem ser adquiridos com preparação diligente, prática e esforço consciente. Controlar as evidências físicas e vocais de nervosismo, respirar naturalmente, falar com vagar e usar gestos e pausas de forma eficaz são algumas das técnicas que podem ajudá-lo a se sentir mais confiante na tribuna. Finalmente, conhecer o público-alvo e adaptar a apresentação às suas necessidades também pode ajudar a criar uma apresentação envolvente e interessante.

> **Exercício**: Durante o período de um mês, procure oportunidades para falar em público, quer seja num evento, fazendo perguntas numa reunião, tecendo comentários numa sala de aula, ou em outras situações. Analise-se e perceba a melhora do equilíbrio na sua fala. Anote tudo isso num papel para ler no final do período. Repita o processo sempre que puder.

17. O MICROFONE É UMA FERRAMENTA ÚTIL. COMO USÁ-LO?

O microfone é um equipamento muito importante na oratória moderna, pois permite que o orador seja ouvido por muitas pessoas sem precisar elevar a voz ou gritar. Com o uso do microfone, o orador pode falar de forma natural e confortável, mantendo a atenção do público e transmitindo sua mensagem de forma clara e eficaz.

O primeiro passo para usar um microfone corretamente é conhecer o equipamento. Existem vários tipos de microfones, mas os mais comuns são o microfone de mão, o microfone de lapela e o microfone de cabeça. É importante saber qual tipo de microfone está disponível e como utilizá-lo corretamente.

A primeira orientação é manter o microfone a uma distância de 10 a 15 centímetros da boca. Isso garante que a voz seja captada de forma clara e sem distorções. Se o microfone estiver muito perto, a voz pode ficar abafada ou estourar. Se estiver muito longe, a voz pode ficar fraca e inaudível.

Ao falar em um microfone de mão evite cobrir ou tocar a parte superior do microfone com as mãos, pois isso pode afetar a qualidade do som. Fale diretamente para o microfone e ajuste o volume de acordo com o tamanho da plateia.

Outra orientação é posicionar o microfone na frente do orador, nunca de lado. Ao falar, o orador deve manter o rosto voltado para o microfone, para garantir que a voz seja captada corretamente. Se precisar virar a cabeça, deve falar apenas quando o rosto estiver na direção do microfone.

O microfone de lapela está preso na roupa do orador, próximo ao pescoço. É importante prender o microfone corretamente para garantir a qualidade do som. O microfone de cabeça (ou auricular) é preso à cabeça do orador, por meio de uma faixa, e fica próximo à boca. É importante ajustar corretamente a posição do microfone para evitar ruídos ou interferências.

Ao iniciar a apresentação, é importante ouvir a qualidade da voz nos alto-falantes, para verificar se o volume e a intensidade estão adequados. Se necessário, o orador pode se afastar ou se aproximar do microfone para ajustar a captação de som.

É importante ajustar o volume e a intensidade da voz de acordo com o equipamento de algum usuário. Em geral, é preciso falar um pouco mais alto e com mais ênfase do que numa conversa comum, mas sem gritar. O volume deve ser suficiente para que a voz seja amplificada, mas não tão alto a ponto de causar desconforto ou perturbação sonora.

Ao tossir, espirrar ou limpar a garganta, é importante afastar a cabeça do microfone, para evitar ruídos ou distorções na captação da voz. O orador também deve ter cuidado para não bloquear a visão do microfone com seus papéis ou esboços.

Ao iniciar a apresentação, é importante ouvir a qualidade da voz nos alto-falantes, para verificar se o volume e a intensidade estão adequados. Se necessário, o orador pode se afastar ou se aproximar do microfone para ajustar a captação de som.

Ao fazer uma palestra, é importante estar preparado para o uso do microfone. Caso haja alguém responsável por ajustar a posição do microfone, portanto, mantenha-se em uma posição natural com o rosto voltado para a assistência enquanto aguarda. Certifique-se de colocar seu esboço ou anotações em uma posição que permita que você veja o público sem que o microfone bloqueie sua visão.

Ao começar a falar, friso a importância de prestar atenção à qualidade da sua voz nos alto-falantes. Certifique-se de que o volume não esteja muito alto ou que suas palavras não pareçam distorcidas ou explosivas. Se necessário, ajuste a distância entre o microfone e a boca, afastando-o alguns centímetros se sua voz estiver muito alta ou pressionada.

Ao olhar para o seu esboço ou anotações, lembre-se de falar e ler apenas quando o rosto estiver voltado na direção do microfone ou um pouco acima dele, nunca abaixo. Isso garantirá que sua voz seja clara e facilmente audível para a audiência. Além disso, ao falar, tente manter uma postura ereta e evitar ruídos excessivos que possam afetar a qualidade do som captado pelo microfone. Com essas orientações básicas, você poderá usar o microfone de forma eficaz durante sua palestra.

Assim, o uso do microfone na oratória é uma ferramenta importante para amplificar a voz e tornar a mensagem mais clara e audível. Porém, é necessário tomar alguns cuidados básicos para garantir um uso correto e evitar problemas técnicos que possam ajudar a apresentação.

Independentemente do tipo de microfone usado, é importante falar clara e pausadamente, evitando falar muito rápido ou gaguejar. Ajuste o volume do microfone de acordo com o tamanho da plateia e acústica do ambiente. Evite movimentos bruscos ou necessários que possam afetar a qualidade do som.

Além disso, é importante ter cuidado com a distância entre o orador e o microfone. Se o orador se afastar muito do microfone, sua voz pode ficar fraca ou inaudível. Se ficar muito próximo do microfone, a voz pode ficar distorcida ou com ruídos. Mantenha uma distância adequada e fale diretamente para o microfone.

Caso faça uma leitura pública de um texto da tribuna, é importante segurar a publicação de forma que seu rosto fique direcionado para a assistência, com o microfone a uma distância de 10 a 15 centímetros da boca. Certifique-se de falar apenas quando o microfone estiver no lugar e use um pouco mais de volume e intensidade do que numa conversa comum. Se tiver necessidade de limpar a garganta, afaste a cabeça do microfone.

Como o microfone provavelmente estará bem à sua frente, pode ser necessário segurar o material de leitura um pouco de lado. Isso significa que a cabeça deve estar um pouquinho para o lado oposto. Ao ler, certifique-se de falar de forma clara e projetar sua voz no microfone.

Em resumo, o uso correto do microfone é essencial para uma apresentação efetiva e clara. Conheça bem o equipamento, fale com clareza e pausadamente, ajuste o volume de acordo com o tamanho da plateia e acústica do ambiente, e mantenha uma distância adequada do microfone. Com essas dicas simples, você poderá usar o microfone de forma efetiva e transmitir sua mensagem de forma clara e eficaz.

EXERCÍCIO:

Observe como os oradores experientes usam tanto os microfones fixos como os volantes. Determine os procedimentos que pretende imitar ou evitar, e os motivos para suas conclusões. Anote tais observações em um diário.

18. A UTILIZAÇÃO DE RECURSOS VISUAIS: ORIENTAÇÕES

Os recursos são úteis porque ajudam a prender a atenção da audiência e fortalecer a mensagem que está sendo apresentada. Além disso, eles podem ajudar a tornar informações complexas mais fáceis de entender, bem como a ilustrar conceitos abstratos.

Ao apresentar a mensagem, é importante escolher os recursos visuais adequados para o público e para a mensagem que está sendo transmitida. Isso pode incluir imagens, gráficos, diagramas, vídeos ou outros materiais visuais.

Para saber se estamos usando recursos visuais de forma eficaz, é importante avaliar a reação e o entendimento da audiência. Se uma mensagem está sendo compreendida e retida, isso pode indicar que os recursos visuais estão sendo usados de forma adequada. Também é importante estar atento a sinais de distração ou falta de atenção da audiência, o que pode indicar que os recursos visuais não estão sendo usados de forma eficaz.

Além disso, ao usar recursos visuais em uma apresentação, é importante seguir algumas orientações para garantir sua eficácia:

1. Selecione os recursos visuais que mais se adequam ao tema e objetivo da apresentação.

2. Mantenha os recursos visuais simples e claros, evitando informações desnecessárias que podem confundir a audiência.

3. Use fontes legíveis e cores contrastantes para garantir que o conteúdo seja fácil de ler e entender.

4. Apresente os recursos visuais no momento apropriado, ou seja, quando o tema estiver sendo efetivamente na apresentação.

5. Faça uma introdução breve e explicativa sobre o recurso visual antes de apresentá-lo, destacando seus pontos principais.

6. Use recursos visuais para complementar a sua fala, não para substituí-la.

7. Evite ler os recursos visuais em voz alta. Em vez disso, destaque as informações importantes e explique-as com suas próprias palavras.

Seguindo essas orientações, os recursos visuais podem ser uma ferramenta muito eficaz para tornar uma apresentação mais interessante e impactante.

Os recursos visuais são muito úteis para ajudar na compreensão de conceitos matemáticos e históricos. Além disso, gráficos, tabelas e diagramas também são recursos visuais eficazes para apresentar informações de maneira clara e organizada, facilitando a compreensão e retenção do conteúdo. Ao usar esses recursos, é importante que sejam legíveis e de fácil entendimento, e que sejam explicados de forma clara e concisa.

Os recursos visuais também podem ser muito úteis para apresentações a grupos maiores, como em palestras e convenções. Pode-se usar vários recursos visuais em suas apresentações, como slides, vídeos, ilustrações, gráficos e diagramas. Esses recursos devem ser preparados cuidadosamente para complementar o discurso e ajudar a transmitir as informações de forma clara e interessante.

Além disso, esteja à vontade para entrar em contato com o autor deste livro que oferece treinamento e orientação sobre como usar esses recursos visuais de forma eficaz. Os discursos devem ser preparados com antecedência e ensaiados para garantir que a apresentação seja bem-sucedida. Combinar informações orais e visuais pode ajudar a manter a atenção do público e facilitar a compreensão do assunto.

É importante lembrar que os recursos visuais não devem ser usados de forma exagerada ou desnecessária, pois isso pode distrair a assistência e prejudicar a compreensão da mensagem que está sendo transmitida. Eles devem ser usados de forma estratégica para complementar e ilustrar a mensagem falada, e não para substituí-la. Além disso, é importante escolher recursos visuais de boa qualidade, que sejam claros, objetivos e apropriados para o público e contexto em que serão apresentados.

> **EXERCÍCIOS:**
>
> Faça uma lista de recursos visuais que poderá usar em suas palestras e procure utilizá-los adequadamente conforme orientado nesse capítulo.

19. COMO DESENVOLVER O TEMA E AS IDEIAS DA APRESENTAÇÃO?

Para desenvolver um tema e algumas ideias de apresentação, é importante seguir etapas. A primeira delas é a escolha do tema em si, que deve ser bem pensada e iniciada para garantir que o público fique interessado e engajado durante toda a apresentação. Em seguida, é importante delimitar o tema, escolhendo um ângulo específico sob o qual ele será exatamente conforme, como já mencionado acima.

A segunda etapa é a pesquisa. É importante coletar informações e dados relevantes sobre o tema escolhido, buscando fontes fidedignas e atualizadas. Isso permitirá que o orador tenha um embasamento sólido para desenvolver suas ideias e argumentos, além de ajudar a responder a possíveis dúvidas e questionamentos do público.

Com as informações coletadas, o próximo passo é a organização das ideias. É importante que o discurso seja coerente e fluente, com ideias bem conectadas entre si. Nesse sentido, é recomendável criar um roteiro ou um esboço da apresentação, dividindo-a em partes e estabelecendo a sequência das ideias a serem desenvolvidas.

Além disso, é importante pensar em recursos visuais e exemplos práticos que possam ajudar a ilustrar e exemplificar as ideias desenvolvidas, tornando a apresentação mais dinâmica e interessante para o público.

Por fim, é importante praticar a apresentação antes de realizá-la. Fazer uma apresentação para si mesmo, para amigos ou familiares pode ajudar a identificar possíveis problemas na organização das ideias, além de permitir que o orador se sinta mais confiante e seguro ao falar em público.

Assim, para desenvolver um tema e as ideias de apresentação, é importante escolher um tema interessante e delimitá-lo de forma clara, realizar uma pesquisa consistente e organizada, estruturar as ideias de forma coerente e fluente, utilizar recursos visuais e exemplos práticos, e praticar a apresentação antes de realizá-la. Seguindo essas etapas, o orador estará mais preparado para realizar uma apresentação de qualidade e que acompanhou seu objetivo de informar e engajar o público.

Falando agora a respeito da escolha de um tema apropriado para a palestra ou apresentação, é importante considerar o público-alvo ao desenvolver um tema e as ideias de apresentação. O conhecimento prévio do nível de compreensão e do interesse dos ouvintes ajuda a escolher um tom apropriado e a evitar o uso de termos técnicos ou jargões que podem confundi-los ou desinteressá-los. Um discurso eficaz deve ser adaptado ao público e deve ser apresentado de uma forma que ressoe com eles.

Para desenvolver um tema e as ideias de apresentação, é útil usar um esboço. Um esboço bem-feito ajuda a organizar suas ideias e garantir que o tema seja apresentado de forma clara e concisa. Um esboço pode incluir uma introdução, um desenvolvimento e uma conclusão.

Na introdução, é importante captar a atenção da audiência e apresentar o tema. A introdução deve ser breve, clara e concisa. Uma forma eficaz de iniciar é com uma pergunta ou uma afirmação surpreendente relacionada ao tema. A introdução também deve estabelecer a "voz" do tema para a audiência e fornecer uma visão geral do que será discutido.

No desenvolvimento, é importante apresentar os pontos principais que sustentam o tema escolhido. Cada ponto principal deve ser claramente articulado e apoiado por exemplos ou evidências relevantes. É importante manter o foco no tema e evitar tangentes que possam distrair a audiência. O desenvolvimento deve ser bem protegido, com cada ponto principal fluindo naturalmente para o próximo.

Ao concluir, é importante rever o tema e resumir os principais pontos discutidos. A conclusão deve ser clara e concisa e deve reforçar a importância do tema para a audiência. É importante evitar apresentar novas ideias na conclusão e deixar a audiência com uma mensagem forte e clara.

Ao desenvolver um tema e as ideias da apresentação, é importante praticar o discurso. A prática ajuda a identificar quaisquer problemas na estrutura do discurso e desenvolve a confiança ao apresentar para uma audiência. A prática também ajuda a identificar quaisquer termos ou frases que possam precisar de esclarecimento ou definição adicional.

Desta forma, um tema bem escolhido e uma estrutura clara e bem desenvolvida são fundamentais para uma apresentação eficaz. É importante levar em conta o público-alvo e usar exemplos e comprovativos relevantes para apoiar cada ponto principal. A prática é fundamental para desenvolver a confiança e identificar quaisquer problemas na estrutura do discurso. Com essas dicas, você pode desenvolver um tema e ideias para uma apresentação eficaz e persuasiva.

Outro aspecto importante é a ênfase do tema no decorrer do discurso. Além da repetição, há outras maneiras de enfatizar o tema de um discurso. Uma delas é o uso de ilustrações, exemplos e histórias que apoiem o tema. Esses recursos ajudam a tornar o tema mais concreto e compreensível para a assistência, além de mantê-la interessada e engajada na apresentação.

Outra maneira é o uso de recursos visuais, como gráficos, imagens e vídeos, que podem fortalecer o tema de forma mais impactante e visual. Esses recursos podem ser usados tanto em apresentações formais como em conversas informais, desde que sejam apropriados e relevantes para o tema em questão.

Por fim, é importante lembrar que a entonação, o ritmo e a velocidade da fala também podem influenciar na ênfase do tema. Um tom de voz mais enfático e pausas estratégicas podem ajudar a destacar as palavras-chave e as ideias principais do discurso.

Assim, enfatizar o tema de um discurso é fundamental para transmitir a mensagem de forma clara e eficaz para a assistência. Para isso, é necessário selecionar e organizar a matéria de forma adequada, repetir as palavras-chave, usar ilustrações e recursos visuais apropriados, além de considerar a entonação e a eficiência da fala. Com essas técnicas, é possível realçar a eficiência do orador e instrutor, tornando a apresentação mais prática e impactante para a assistência.

Nesse capítulo o objetivo não é somente falar sobre o tema, mas também abordar sobre como destacar os pontos principais da palestra.

Alguns dos pontos principais de um discurso incluem:

- **Introdução:** É a primeira parte do discurso, onde se apresenta o tema e o objetivo da fala. A introdução deve ser atraente e chamar a atenção dos ouvintes para que eles se interessem pelo assunto.
- **Desenvolvimento:** É a parte central do discurso, onde são apresentados os pontos principais e as informações relevantes para apoiar esses pontos. É importante que a apresentação seja bem organizada e fluente, para que os ouvintes possam seguir e entender facilmente.
- **Conclusão:** É a última parte do discurso, onde se resume o que foi dito e se reforça o objetivo da fala. É importante terminar de forma clara e memorável, deixando uma impressão duradoura nos ouvintes.
- **Linguagem:** É importante escolher a linguagem apropriada para a audiência, usar exemplos claros e relevantes, e manter uma postura confiante e segura ao falar.

Ao selecionar os pontos principais para um discurso, é importante considerar a audiência e o objetivo da fala. Os pontos escolhidos devem ser relevantes e apoiar o objetivo, e a apresentação deve ser organizada e clara para que os ouvintes possam seguir e entender facilmente.

Alguns métodos eficazes para organizar a matéria em um discurso incluem:

- **Subdivisão por tópicos:** Organize a matéria em tópicos principais e sub-tópicos, tornando a apresentação mais clara e fácil de seguir.

- **Método cronológico**: Apresente a matéria seguindo a ordem temporal dos eventos, o que pode ajudar a ilustrar a evolução de um tema ao longo do tempo.
- **Causa e efeito**: Explique primeiro o efeito de um evento ou situação, e depois apresente a causa que o originou.
- **Elementos opostos**: Contrastar elementos opostos, como bem e mal, positivo e negativo, ou ações e consequências, pode ajudar a ilustrar um ponto de vista ou uma ideia.

Ao escolher um método para organizar a matéria, é importante levar em conta o objetivo do discurso e o público-alvo. Cada método tem suas vantagens e desvantagens, e o orador deve selecionar o que melhor se adapta à situação e ao objetivo do discurso.

Além disso, é importante usar uma linguagem clara e acessível aos ouvintes. Evite palavras rebuscadas, jargões ou expressões técnicas que possam dificultar a compreensão. Use exemplos práticos e ilustrações para ajudar a explicar as ideias apresentadas.

Outra forma de tornar o discurso mais simples e envolvente é usar recursos audiovisuais, como imagens, gráficos ou vídeos. Eles podem ajudar a ilustrar conceitos abstratos e a prender a atenção dos ouvintes.

Por fim, é importante praticar o discurso várias vezes antes de apresentá-lo, para que você possa se sentir seguro e confiante na hora de falar. Isso também ajuda a identificar possíveis problemas na organização da matéria ou na linguagem utilizada, permitindo que você faça ajustes necessários para melhorar a apresentação.

Outra maneira de destacar os pontos principais é usando recursos visuais, como slides, gráficos e imagens que enfatizem o ponto principal. Isso pode ajudar a prender a atenção dos ouvintes e tornar a apresentação mais memorável.

Além disso, é importante enfatizar o tom de voz e a expressão corporal para destacar os pontos principais. A entonação, a velocidade e o volume da fala podem ajudar a enfatizar a importância do ponto principal. Gestos e posturas também podem ser usados para enfatizar a ideia principal e torná-la mais impactante.

Em resumo, para destacar os pontos principais de um discurso, é necessário organizá-los de forma clara e lógica, apresentar argumentos que os suportem e usar recursos visuais e expressões corporais para enfatizá-los. Com essas técnicas, os pontos principais serão facilmente compreendidos e lembrados pelos ouvintes.

EXERCÍCIO:

1. Ao preparar uma palestra, selecione um tema em harmonia com um artigo específico. Procure fazer com que a plateia se interesse no tema logo na introdução. Em seguida, desenvolva-o analisando um ou dois pontos durante a palestra e destaque seu valor na conclusão.

2. Recapitule texto que você leu. Usando os títulos e subtítulos do artigo, procure identificar os pontos principais. Pode ser proveitoso fazer isso todas as semanas.

Selecionar cuidadosamente as palavras que usamos é essencial para que nossa comunicação alcance seu objetivo específico. O que pode ser apropriado em uma situação pode ter um efeito negativo em outras circunstâncias. Expressões espirituosas mal-usadas podem se tornar "palavras que causam dor". Certos termos têm duplo sentido e podem ser ofensivos ou depreciativos. Por outro lado, palavras encorajadoras alegram o coração daqueles a quem nos dirigimos. Encontrar as palavras certas requer esforço, mesmo para os oradores mais experientes.

Em alguns idiomas, há expressões específicas para se dirigir a pessoas mais velhas ou em cargos de autoridade, enquanto outras são usadas para colegas ou jovens. Desconsiderar essas convenções é indelicado e desrespeitoso, assim como aplicar a si mesmas expressões de respeito reservadas a outros. Aqueles que falam de coração usam um discurso respeitoso com pessoas de todas as idades.

Embora muitas pessoas usem linguagem grosseira e vulgar, essa prática pode refletir uma pobreza de vocabulário ou a crença de que isso dá mais força ao que é dito. Para aqueles que estão acostumados com esse tipo de linguagem, pode ser difícil abandoná-la. No entanto, é possível mudar o padrão de linguagem com esforço e desenvolvimento de um vocabulário repleto de palavras boas e edificantes.

Uma boa linguagem é aquela que é fácil de entender. Usar muitas palavras desconhecidas pode fazer você parecer que está falando uma língua estrangeira.

Certas palavras têm um significado específico entre as pessoas em uma determinada profissão. Eles podem usar esses termos diariamente. No entanto, usá-los fora deste círculo pode prejudicar a comunicação. Além disso, mesmo que você use o vocabulário do dia a dia, ser muito detalhado pode fazer com que os ouvintes percam o foco.

Um orador consciencioso escolhe palavras que mesmo aqueles com pouca educação podem entender. Se você realmente precisa usar uma palavra desconhecida, use-a em frases simples que esclareçam seu significado.

Palavras simples e bem escolhidas transmitem ideias com grande vigor. Frases curtas e simples facilitam a compreensão. Eles podem ser intercalados com algumas frases mais longas para evitar um estilo telegráfico. Mas, para transmitir ideias que você quer que o público leve a sério, prefira palavras simples e frases concisas.

Também é preciso se buscar variedade e precisão das declarações. Boas palavras não faltam. Em vez de usar as mesmas expressões para todas as situações, tente variar. Dessa forma, sua linguagem será expressiva e significativa. Como você pode expandir seu vocabulário? Basicamente na leitura pessoal, conforme até mesmo consideramos no início deste Manual de Oratória.

Oriento que ao ler, marque as palavras que você não conhece bem e procure-as no dicionário. Selecione alguns deles e faça um esforço especial para usá-los quando apropriado. Certifique-se de pronunciá-los corretamente e usá-los em um contexto em que sejam facilmente compreendidos e não apenas para chamar a atenção. Expandir seu vocabulário adicionará variedade ao seu idioma. Mas seja cauteloso - se uma pessoa pronunciar ou usar mal uma palavra, outras pessoas podem concluir que realmente não sabe do que está falando.

Nosso objetivo ao expandir nosso vocabulário é informar, não impressionar nossos ouvintes. Linguagem complexa e palavras longas tendem a chamar a atenção para o falante. Nosso desejo deve ser transmitir informações valiosas e torná-las interessantes para quem ouve. O uso de palavras bem escolhidas, apropriadas e de fácil compreensão ajuda a tornar nosso discurso revigorante e estimulante, em vez de monótono e desinteressante.

Ao expandir seu vocabulário, tente sempre usar a palavra certa. Duas ou mais palavras podem ter significados semelhantes, mas ligeiramente diferentes em circunstâncias diferentes. Se você reconhecer isso, falará com mais clareza e evitará ofender os ouvintes. Ouça com atenção as pessoas que falam bem. Alguns dicionários listam sinônimos (palavras que têm o mesmo ou quase o mesmo significado) e antônimos (palavras de significado oposto) em cada palavra. Dessa forma, você encontrará não apenas expressões variadas para uma mesma ideia, mas também diferentes nuances de significado. Isso é muito útil ao procurar a palavra certa para uma circunstância específica. Antes de adicionar uma palavra ao seu vocabulário, certifique-se de saber o que ela significa, como pronunciá-la e quando usá-la.

Expressões específicas transmitem uma imagem mais clara do que as genéricas. O orador pode dizer: "Naquela época, muitas pessoas ficaram doentes". Ou ele poderia dizer: "Depois da Primeira Guerra Mundial, em poucos meses, cerca de 21 milhões de pessoas morreram de gripe espanhola". Faz uma grande diferença quando o orador deixa claro o que quer dizer com "naquela hora", "muita gente" e "ficou doente"! Expressar-se dessa forma requer conhecimento dos fatos relacionados ao assunto e escolha cuidadosa das palavras.

Usar a palavra certa também pode ajudá-lo a ir direto ao ponto sem ser prolixo. Verbosidade tende a obscurecer ideias. A simplicidade torna mais fácil para os outros assimilar e reter fatos importantes. Ajuda a transmitir conhecimento preciso. Pratique se expressar de forma concisa com palavras bem escolhidas.

Algumas palavras que transmitem vigor, sentimento e expressividade são:

- **Verbos:** arrasar, desafiar, exultar, ferver, galopar, irradiar, relampejar, sacudir, titubear, zumbir.
- **Adjetivos:** ardente, brilhante, deslumbrante, efervescente, empolgante, envolvente, estonteante, exuberante, radiante, vibrante.
- **Expressões:** abraço caloroso, alma generosa, coração acolhedor, sorriso encantador, olhar cativante, voz poderosa, gestos apaixonados, presença marcante.

Lembre-se de que a escolha das palavras depende do contexto em que você está falando. É importante adaptar a sua linguagem de acordo com a situação e o público, para que as suas palavras sejam bem compreendidas e causem o impacto desejado. Além disso, use exemplos e metáforas para ilustrar as suas ideias e torná-las mais palpáveis para os ouvintes.

Um aspecto também importante a ser considerada se relaciona com as palavras estarem de acordo com a gramática. É importante lembrar que uma linguagem gramaticalmente correta é fundamental para uma comunicação clara e eficaz. Se você tem dificuldades com a gramática, tente dedicar um tempo para estudar e praticar. Ler bons livros, artigos e jornais em seu idioma pode ajudar a aumentar seu entendimento e compreensão da estrutura da língua.

Além disso, tente se familiarizar com as regras gramaticais básicas, como a concordância verbal e nominal, uso adequado dos pronomes, tempos verbais, entre outros. Procure a ajuda de um professor de língua, tutor ou amigo que possa corrigir seus erros e ajudá-lo a melhorar.

Lembre-se também que, para ser um bom comunicador, é preciso ser claro e objetivo em sua mensagem. Evite usar jargões, gírias ou expressões muito regionais, que podem não ser compreendidas por todos. Use exemplos claros e concisos para ilustrar seus pontos e mantenha uma linguagem respeitosa e cordial em todas as situações.

Além de escolher as palavras adequadas para sua apresentação, também é necessário organizar as ideias de tal maneira que haja coerência e lógica nesta apresentação.

Ao organizar a matéria, é importante considerar a ordem em que os pontos serão apresentados. Sempre, comece com uma introdução que desperte o interesse do ouvinte e apresente o tema que será fiel. Em seguida, apresentou os pontos principais da sua mensagem, de forma lógica e clara. Utilize exemplos, ilustrações e analogias para tornar a mensagem mais compreensível e interessante. Conclua a mensagem resumindo os pontos principais e reforçando o objetivo da sua apresentação.

Além disso, é importante utilizar uma linguagem adequada ao seu público. Evite usar termos técnicos ou jargões que possam não ser compreendidos por seus ouvintes. Mantenha uma linguagem simples, clara e objetiva, mas não perca a qualidade da sua mensagem.

Por fim, lembre-se de praticar a sua apresentação antes de entregá-la ao seu público. Isso ajudará a identificar pontos que podem ser melhorados e garantirá que você esteja mais confiante e preparado no momento da apresentação.

Como organizar a apresentação? Há algumas formas ou arranjos que podem ser adotados nessa organização, quais sejam:

- **Arranjo cronológico.** Organizar a matéria de acordo com a ordem em que os eventos ocorreram ou as ideias foram aprovadas. Isso é útil para assuntos históricos ou para mostrar a evolução de uma ideia ao longo do tempo.
- **Arranjo de causa e efeito.** Isso implica em apresentar as causas e consequências de um evento ou ação. Isso pode ajudar a explicar por que algo aconteceu e quais foram os executivos.
- **Arranjo por comparação e contraste.** Isso significa apresentar duas ou mais coisas lado a lado para mostrar suas semelhanças e diferenças. Isso é útil para examinar diferentes pontos de vista sobre um assunto ou para comparar diferentes abordagens para um problema.
- **Arranjo de problema e solução.** Isso implica em apresentar um problema e, em seguida, apresentar soluções possíveis para resolvê-lo. Isso é útil para temas como questões sociais, ambientais e políticas.

- **Arranjo por importância.** Isso significa apresentar a matéria em ordem de importância, com as informações mais importantes sendo aprendidas primeiro. Isso é útil quando há muitas informações para apresentar e é importante que o leitor entenda os pontos principais.

Organizar a matéria em uma sequência lógica e usar apenas o que é relevante é essencial para tornar sua apresentação eficaz. É importante levar em conta o tema da palestra e o tipo de atendimento para determinar quais pontos são mais importantes e quais podem ser considerados supérfluos. Não se deve sobrecarregar a assistência com muita informação, mas sim apresentar algumas ideias principais bem elaboradas. É permitido incluir detalhes interessantes, mas eles não devem obscurecer o objetivo da apresentação.

Ao passar de um ponto para outro, é importante estabelecer uma ponte entre eles para que as ideias se complementem e a assistência não perca o fio da meada. Palavras ou frases conectivas simples podem ser usadas para mostrar a relação entre as ideias. Lembre-se de que sua meta é atingir o seu objetivo, e organizar a matéria de forma lógica e usar apenas o que é relevante é uma maneira de fazer isso com eficácia.

EXERCÍCIO:

1. Escolha um texto para ler, selecione algumas palavras que não conhece bem. Procure-as num dicionário, se estiver disponível, ou fale a respeito de seu significado com alguém que tenha um bom vocabulário.

2. Depois de ler esta lição, recapitule-a e extraia a essência de cada parágrafo. Note como cada parágrafo contribui para alcançar o objetivo da lição inteira.

Para desenvolver a confiança necessária para falar usando um esboço, é importante praticar e se preparar bem. Comece com assuntos simples e converse com amigos ou familiares sobre temas que você conhece bem. Faça um esboço do que você gostaria de dizer antes de começar a falar e praticar a sua apresentação em voz alta. Com o tempo, você se sentirá mais confiante para falar sem um manuscrito.

Outra dica é conhecer bem o seu público. Pense no que eles gostariam de ouvir e adaptar a sua apresentação para atender às suas necessidades. Mantenha contato visual com os ouvintes e tente se conectar com pessoas de forma pessoal.

Também é importante lembrar que nem todos os discursos precisam ser perfeitos. Algumas imperfeições e hesitações podem até mesmo tornar a apresentação mais imponente e interessante para o público. Portanto, não se preocupe tanto em ser perfeito e se concentre em transmitir as suas ideias de forma clara e convincente.

No caso de uma conversa, por exemplo, você pode desenvolver um esboço mental que pode incluir os seguintes elementos:

- **Introdução:** Identifique algo que preocupa a muitos na comunidade e convença a outra pessoa a se expressar sobre o assunto.

- **Desenvolvimento:** Tenha algo específico a dizer sobre o tema em questão. Utilize argumentos, exemplos e dados relevantes para sustentar suas ideias e pontos de vista.

- **Conclusão:** Incentivo a pessoa a fazer algo com relação ao que foi considerado, sugira ações concretas que podem ser tomadas para solucionar o problema ou lidar com a situação incidente.

Lembre-se de que o objetivo é organizar suas ideias e torná-las claras antes de começar a falar. Isso pode ajudar a evitar a impulsividade e a confusão que às vezes acompanham as conversas informais. Ao ter um esboço mental, você pode ter mais controle sobre a direção da conversa e, assim, aumentar as chances de atingir seus objetivos de comunicação.

Crie um esboço eficaz. Manter o esboço simples e focado nas ideias principais é crucial para lembrar do conteúdo durante uma apresentação. Usar notas suficientemente extensas também pode ser útil para apresentar fatos específicos. Além disso, é importante que o esboço seja claro e organizado, para que o orador possa seguir uma ordem lógica na apresentação. O uso de poucas palavras-chave, anotações de textos e desenhos também pode ser uma estratégia eficaz para ajudar o orador a lembrar das ideias principais durante a apresentação.

Será utilizado o esboço em um discurso? Qual é a quantidade adequada de informações para incluir no esboço?

É importante lembrar que o objetivo do esboço é ajudar a lembrar das ideias principais. É útil incluir algumas sentenças como introdução, mas é necessário focar nas ideias em vez das palavras. Para destacar os poucos pontos principais que serão elaborados, é recomendável escrevê-los em letras maiúsculas, sublinhá-los ou ressaltá-los com um marcador de texto. É necessário listar as ideias que serão utilizadas para desenvolver cada ponto principal e anotar os textos que serão lidos. Além disso, é importante anotar as ilustrações e expressões relevantes que serão utilizadas e garantir que as notas tenham padrões específicos. A organização e clareza são fundamentais para o funcionamento eficaz do esboço.

Alguns preferem usar esboços mais simples, como poucas palavras-chave, anotações de textos que serão citados de memória e desenhos ou figuras que ajudam a lembrar das ideias principais. Com essas notas simples, o orador pode apresentar uma matéria em ordem lógica e num tom conversante. Essa lição tem como objetivo auxiliar na elaboração de um esboço eficaz.

Como elaborar um esboço? Em meus cursos ensino os alunos a aplicar na prática dicas para elaborar o esboço. As dicas são:

1. **Determine por que o assunto é importante para a plateia e o seu objetivo**

   Antes de começar a elaborar um discurso, é importante determinar por que o assunto é importante para a plateia e qual é o objetivo do discurso. Perguntas como "o que a plateia espera aprender ou obter com o meu discurso?" e "qual é o meu objetivo ao falar sobre este assunto?" devem ser respondidas para ajudá-lo a se concentrar no que é mais relevante para a plateia.

Por exemplo, se você está falando para um grupo de estudantes universitários sobre como planejar sua carreira, é importante determinar por que esse assunto é importante para eles. Talvez eles estejam preocupados com a falta de oportunidades de emprego ou dúvidas sobre qual carreira seguir. Nesse caso, seu objetivo poderia ser fornecer informações práticas e inspirar confiança para que os estudantes possam traçar um plano para sua carreira.

Ao entender o que é importante para a plateia e qual é o seu objetivo ao falar sobre o assunto, você pode se concentrar nas informações mais relevantes e comunicar efetivamente a sua mensagem.

2. **Escolha um tema; se o tema já tiver sido escolhido, analise-o**

A escolha de um tema para uma apresentação é uma parte fundamental do processo de comunicação. É importante selecionar um tema que seja relevante para a plateia e que possa ser perfeitamente de forma clara e objetiva. Quando o tema já foi escolhido, é preciso analisá-lo para ter uma compreensão mais aprofundada sobre o que será apresentado.

Ao analisar um tema, é importante considerar as principais questões e argumentos que podem ser apresentados. Também é necessário considerar a importância do tema para a plateia e como ele pode ser aplicado em suas vidas. É importante identificar o objetivo da apresentação e determinar como o tema pode ajudar a alcançá-lo.

Além disso, é importante considerar a abordagem que será utilizada na apresentação. Por exemplo, se o tema envolve questões controversas, é preciso abordá-lo com sensibilidade e considerar diferentes perspectivas. Se o tema envolve fatos ou estatísticas, é preciso garantir que esses dados sejam precisos e verificáveis.

Em geral, a escolha e análise do tema é uma etapa importante no processo de comunicação eficaz. Ela permite que o apresentador se prepare de acordo e crie uma apresentação que seja clara, concisa e relevante para a plateia.

3. **Reúna matéria prática e instrutiva**

Reunir matéria prática e instrutiva é um passo importante para preparar uma apresentação eficaz. Isso significa coletar informações relevantes e úteis que podem ajudar a plateia a entender melhor o assunto e aplicá-lo em sua vida diária.

Para reunir essa matéria, é necessário fazer pesquisas em fontes confiáveis, como livros, artigos, sites especializados e outras fontes relevantes. Além disso, é importante entrevistar especialistas no assunto e outras pessoas que possam fornecer *insights* e perspectivas valiosas.

Ao reunir a matéria, é importante selecionar as informações mais relevantes e interessantes para a plateia. Isso inclui dados estatísticos, histórias pessoais, exemplos práticos e outras informações que podem ser facilmente compreendidas e aplicadas.

Também é importante organizar uma matéria de forma clara e lógica, de modo que a apresentação flua naturalmente e faça sentido para a plateia. Para isso, pode-se usar esboços e roteiros para estruturar a apresentação e destacar os pontos principais.

Ao apresentar a matéria, é importante ser claro, conciso e direto ao ponto. Evite informações desnecessárias ou irrelevantes que possam confundir ou distrair a plateia. Em vez disso, concentre-se em fornecer informações úteis e práticas que podem ajudar a plateia a entender e aplicar o assunto apresentado.

4. Identifique os pontos principais

Identificar os pontos principais é fundamental para uma apresentação clara e objetiva. Para isso, é importante que o apresentador tenha um conhecimento profundo sobre o tema que irá apresentar. É preciso saber distinguir quais são as informações essenciais e relevantes para a plateia, evitando assim sobrecarregá-la com informações desnecessárias.

Os pontos principais devem ser organizados de forma lógica e coerente, para que a plateia possa acompanhar a apresentação sem se perder ou se confundir. É interessante utilizar recursos visuais, como slides ou quadros, para destacar os pontos principais e torná-los mais visíveis e compreensíveis.

Ao identificar os pontos principais, o apresentador deve levar em consideração o objetivo da apresentação e o perfil da plateia. É importante que o conteúdo seja adaptado de acordo com o público-alvo, para que possa ser compreendido de forma clara e satisfatória.

Por fim, é recomendável que o apresentador faça um resumo dos pontos principais ao final da apresentação, para que a plateia possa fixá-los e lembrá-los com mais facilidade.

5. Organize a matéria e use apenas as melhores informações

Depois de colher e identificar os pontos principais da matéria, é importante organizá-los de forma clara e concisa para apresentação. É fundamental lembrar que uma boa apresentação não se trata de falar por muito tempo, mas sim de transmitir informações úteis e relevantes de forma eficiente.

Ao organizar a matéria, é importante selecionar apenas as informações mais importantes e relevantes. Evite informações desnecessárias ou redundantes que podem confundir a plateia e desviar a atenção do ponto principal da apresentação.

Uma técnica útil para organizar uma matéria é a criação de uma estrutura lógica. Isso envolve organizar os pontos principais em uma ordem lógica e fazer transições suaves entre eles. A estrutura pode seguir a forma de introdução, desenvolvimento e conclusão, com cada ponto principal sendo discutido em uma seção específica.

Além disso, pode ser útil utilizar recursos visuais, como gráficos e imagens, para ajudar a ilustrar e enfatizar as informações mais importantes. Esses recursos podem ajudar a tornar a apresentação mais interessante e envolvente para a plateia.

Em resumo, ao organizar a matéria, é importante selecionar apenas as informações mais importantes e relevantes, criar uma estrutura lógica para apresentá-las e utilizar recursos visuais para ilustrar e enfatizar as informações mais importantes.

6. **Prepare uma introdução que desperte interesse**

A introdução é uma das partes mais importantes de um discurso ou apresentação. É nessa parte que você estabelece a conexão com a sua audiência e desperta o interesse deles pelo tema que será apresentado. Para preparar uma introdução que desperte interesse, você pode começar com uma pergunta, uma história, uma referência ou uma surpresa relacionada ao tema. É importante que a introdução seja relevante para a audiência e que crie uma conexão emocional com eles.

Por exemplo, se o tema da sua apresentação for sobre mudanças climáticas, você pode começar com uma pergunta do tipo: "Você já parou para pensar como o aquecimento global está afetando as nossas vidas?" ou com uma estatística chocante: "Você sabia que a temperatura média do planeta aumentou em 1 grau Celsius nos últimos 100 anos?".

Outra maneira de despertar interesse é contar uma história que ilustra a importância do tema para a vida das pessoas. Por exemplo, se o tema for sobre saúde mental, você pode começar com a história de alguém que lutou contra a depressão e como isso afetou a vida dessa pessoa e daqueles ao seu redor.

Independentemente da abordagem escolhida, é importante que a introdução seja concisa e clara. Ela deve estabelecer a importância do tema e deixar claro qual será o foco da apresentação. Lembre-se de que a introdução é a primeira impressão que a audiência terá do seu discurso, então faça valer a pena!

7. **Elabore uma conclusão motivadora**

A conclusão é a oportunidade de causar uma impressão duradoura na mente da audiência, portanto, é essencial elaborar uma conclusão motivada e impactante. É aqui que se deve fortalecer a mensagem principal do discurso e deixar uma sensação duradoura.

Uma maneira eficaz de elaborar uma conclusão é recapitular brevemente os pontos principais abordados no discurso, enfatizando sua importância e utilidade. Em seguida, pode-se destacar como a audiência pode aplicar esses pontos em suas próprias vidas ou em suas comunidades. Isso pode incluir sugestões de ação concreta que podem ser tomadas para melhorar a situação ou resolver um problema.

Outra estratégia é usar uma história ou anedota que retoma a mensagem central do discurso e conecta-se emocionalmente com a audiência. Isso pode ajudar a criar uma conexão mais profunda e pessoal entre o orador e a plateia, tornando a mensagem mais vivida.

Por fim, é importante encerrar o discurso com uma nota positiva e inspirada. Pode-se usar uma citação, uma metáfora ou um exemplo poderoso para encorajar a audiência a continuar a lutar pela causa ou a tomar medidas concretas para mudar a situação. É essencial que a conclusão deixe a audiência motivada e inspirada, pronta para agir em prol do que foi apresentado no discurso.

8. Revise e aprimore o discurso

A revisão e o aprimoramento do discurso são etapas cruciais para garantir que sua mensagem seja clara, coesa e eficaz. Após finalizar o discurso, é importante revisá-lo para verificar se as ideias estão bem-organizadas, se há uma conexão lógica entre os pontos principais e se a mensagem geral é clara.

Durante uma revisão, é importante verificar a gramática, ortografia e pontuação. Verifique se há palavras que podem ser substituídas por outras mais cumpridas ou se há frases muito longas que podem ser divididas em duas ou mais sentenças.

Além disso, considere o discurso avançado acrescentando exemplos ou ilustrações para tornar as ideias mais concretas e acessíveis. Também é útil praticar a entrega do discurso em voz alta para verificar se o ritmo e a entonação são adequados.

Finalmente, certifique-se de que o discurso esteja dentro do tempo estabelecido para a apresentação e faça os ajustes necessários, se necessário.

A revisão e aprimoramento do discurso não devem ser negligenciados, pois são fundamentais para garantir que sua mensagem seja entregue de forma clara e impactante.

Após tais dicas, um aspecto que deixei por último, mas não é menos importante é **como usar o esboço?**

A utilização do esboço é fundamental para ajudar o orador a se lembrar das ideias principais de seu discurso. O objetivo não é simplesmente preparar o discurso em forma de esboço, mas sim usá-lo de forma eficaz.

O primeiro passo é a preparação para o aperfeiçoamento. O orador deve verificar o tema, ler cada um dos pontos principais e anotar quanto tempo pode ser concedido a cada um deles. Em seguida, deve-se estudar cada ponto principal, revisando argumentos, textos, ilustrações e exemplos que pretendo usar.

O discurso deve ser repassado várias vezes, concentrando-se nas ideias, não nas palavras. Durante uma palestra, é importante manter um bom contato visual com a assistência.

O orador deve ser capaz de explicar os textos e ilustrações sem precisar consultar o esboço. É essencial falar de coração, sem olhar para o esboço para ler sentença por sentença.

EXERCÍCIOS:

Desenvolva um esboço, seguindo as orientações contidas nesse capítulo. O tema, os pontos principais, ficam a sua escolha.

A argumentação adequada é fundamental em diversas esferas da vida, seja no âmbito pessoal, profissional ou acadêmico. A capacidade de apresentar ideias de forma clara e persuasiva é uma habilidade importante para alcançar objetivos e influenciar pessoas.

Uma argumentação adequada envolve a apresentação de um raciocínio lógico e coerente, baseado em fatos e evidências relevantes para o assunto em questão. É importante também considerar as perspectivas e opiniões contrárias e, se possível, refutá-las de forma respeitosa.

Além disso, uma argumentação adequada deve ser apresentada com clareza e objetividade, sem repetir a falácias ou argumentos emocionais que podem distorcer a verdade ou manipular a opinião das pessoas. É importante também ter em mente a audiência que será impactada pela argumentação, adaptando-a à linguagem e aos interesses dos ouvintes.

No ambiente profissional, a argumentação adequada pode ser uma ferramenta importante para persuadir colegas de trabalho, clientes ou superiores a aceitarem ideias e propostas. Em uma apresentação acadêmica, a argumentação adequada é fundamental para convencer a banca a examinar a validade de uma pesquisa ou tese.

No âmbito pessoal, uma argumentação adequada pode ajudar a resolver conflitos e persuadir amigos e familiares a tomar decisões importantes de forma consciente e derrotada.

Em resumo, a argumentação adequada é fundamental em diversas esferas da vida. A capacidade de apresentar ideias de forma clara e persuasiva pode influenciar a opinião das pessoas e ajudar a alcançar objetivos pessoais e profissionais.

Mas, além disso, uma qualidade essencial para que a argumentação seja eficiente é a razoabilidade. Ela (a razoabilidade) nos ajuda a evitar confrontos desnecessários e manter um ambiente pacífico e amigável, o que é importante para que as pessoas se sintam confortáveis em discutir assuntos que interessam a elas. Isso pode envolver encontrar pontos em comum entre nossas ideias e os do ouvinte, ou apresentar nossos argumentos de maneira mais suave e amorosa, em vez de sermos agressivos e confrontadores.

É importante lembrar que a razoabilidade não significa comprometer nossas ideias. Pelo contrário, ela nos ajuda a apresentar os argumentos de maneira mais eficaz e convincente, sem afastar os ouvintes ou causar conflitos desnecessários. Podemos ser firmes em nossas ideias, mas também sermos gentis e compreensivos com aqueles que ainda não concordam com elas.

Portanto, ao compartilharmos nossas ideias com outras pessoas, devemos sempre lembrar de ser razoáveis e pacíficos em nossa abordagem, levando em conta a formação, as circunstâncias e os sentimentos dos outros. Dessa forma, podemos esperar resultados mais positivos e duradouros, à medida que ajudamos outros a compreender aquilo que argumentamos com elas.

Começar a abordagem com razoabilidade é fundamental em qualquer situação em que se deseja convencer alguém de algo. Como mencionado, é importante compreender a perspectiva e os sentimentos de outra pessoa, bem como a forma como ela enxerga o mundo, isso significa desenvolvermos uma habilidade chamada empatia. Dessa forma, é possível começar a argumentação com algo que ambos concordam ou valorizam, de forma a estabelecer uma conexão e criar um clima favorável para a discussão.

Talvez as pessoas não aceitem nossas argumentações ou a base em que elas são fundamentadas. Mas, é possível explorar aspectos em que as pessoas se identificam dentro do assunto que estamos considerando.

Porém, mesmo quando se começa com algo em que ambos concordam, é importante manter a supervisão e a honestidade intelectual. Uma argumentação adequada não pode ser manipulativa, ou seja, não pode se basear em falácias ou em informações falsas. É preciso buscar sempre a realidade e a lógica na argumentação, apresentando fatos e evidências quando necessário.

Ser razoável também inclui saber quando ceder em algumas situações. Mesmo que acreditemos estar certos em uma discussão, pode haver momentos em que é melhor não insistir em nosso ponto de vista. É importante lembrar que ser razoável não significa desistir ou comprometer nossos valores. No entanto, há momentos em que podemos simplesmente agradecer a outra pessoa por expressar sua opinião e evitar discutir certezas equivocadas.

Quando confrontados com pessoas que não concordam com nossos argumentos, é importante manter a calma e ouvir atentamente sua perspectiva. Podemos perguntar por que elas pensam dessa maneira e tentar entender seus pontos de vista. Isso pode lançar as bases para uma conversa construtiva no futuro. Lembre-se que todos os seres humanos têm o direito de fazer suas próprias escolhas e exercer esse direito, mesmo que discordemos de suas decisões.

Assim, ser razoável é fundamental em todos os aspectos da vida. Isso nos permite construir relacionamentos saudáveis, evitar conflitos desnecessários e manter nossos valores ao mesmo tempo. Dessa formar busquemos sempre agir com razoabilidade, paciência e consideração para com os outros.

Um aspecto importante na argumentação é fazer perguntas de maneira eficaz e incentivar as pessoas a raciocinar sobre um assunto. Devemos levar em consideração a formação de nossos ouvintes e até mesmo usar ilustrações para que eles entendam facilmente. Em vez de dar uma resposta direta, podemos convidar as pessoas a se expressarem e revelarem o que realmente pensam.

Assim, é importante mostrar as razões e explicar o significado de uma argumentação de maneira clara e concisa. Em vez de simplesmente ler informações de uma fonte aceita, é importante explicar, provar e mostrar a aplicação prática do que foi argumentado.

Escolher expressões-chave de algum texto que talvez estejamos utilizando e explicá-las, apresentar provas tiradas do contexto ou de outros textos, e usar ilustrações e perguntas para incentivar a audiência a raciocinar, são métodos eficazes para fazer uma apresentação que estimula o pensamento e causa uma impressão positiva nos ouvintes.

Um ponto também importante: quando nós fazemos alguma afirmação, é fundamental que tenhamos provas sólidas para apoiá-la, caso contrário, os ouvintes têm todo o direito de questionar a veracidade das nossas declarações. Como oradores, é nossa responsabilidade responder a essas perguntas ou ajudar os ouvintes a encontrar as respostas.

Devemos usar argumentos convincentes e raciocínio lógico para ajudar seus ouvintes a mudar de opinião, ao mesmo tempo em que mantemos uma atitude sincera e respeitosa. No entanto, devemos lembrar que algumas pessoas podem usar técnicas de persuasão de forma enganosa e manipulativa, recorrendo a premissas falsas, fontes tendenciosas, argumentos inspirados ou apelos emocionais.

Devemos tomar cuidado para não usar esses métodos, pois isso pode comprometer nossa confiança e afetar a confiança que as pessoas têm em nós como instrutores. Em vez disso, devemos sempre buscar a realidade dos fatos e apresentá-la de forma clara e objetiva, com base em provas sólidas e argumentos lógicos.

É importante ter em mente que o entendimento e a compreensão de um assunto pode ser um assunto delicado, uma vez que diferentes pessoas podem chegar a diferentes pontos de vista ao analisar o mesmo argumento. Por isso, é fundamental ter humildade e estar disposto a considerar outros pontos de vista.

Devemos também sempre ter em mente o objetivo principal de nossa comunicação, ou seja, do orador, deve ser ajudar os outros a entender e compreender determinado assunto e até mesmo aplicá-lo em suas vidas.

Assim, para sermos convincentes em nossa comunicação, precisamos basear nossos argumentos em fatos verídicos e apresentar o contexto apropriado, para que nossos ouvintes possam entender como se aplica a nossa argumentação.

Também é importante ter humildade e estar aberto para considerar outras compreensões dos assuntos que trazemos a baila, e manter sempre em mente o objetivo principal de ajudar as pessoas a entender, compreender e até mesmo aplicar os argumentos que trazemos a elas.

Lembre-se que, independentemente do tipo de prova ou argumento que se utiliza, é fundamental ter uma abordagem respeitosa e amorosa com as pessoas. O objetivo não é vencer uma discussão, mas sim ajudar a pessoa a compreender a argumentação que levamos a elas.

Além disso, nem sempre as pessoas baseiam suas formas de pensar, e agir, apenas em provas e argumentos racionais, mas também em experiências pessoais. É por isso que é essencial estar aberto a ouvir as perguntas e dúvidas das pessoas, e ajudá-las a entender e compreender o que você está ensinando para ela.

EXERCÍCIOS:

Depois de ter ministrado uma palestra ou raciocinado com alguém, analise o modo como você conduziu a conversa. Que provas apresentou? Que ilustração incluiu? Que perguntas usou? Como mostrou consideração pela formação e pelos sentimentos do morador?

Ensaie como poderia raciocinar com alguém (um colega ou uma criança) que pensa em fazer algo inadequado.

23. A ESPONTANEIDADE E O ESTILO CONVERSANTE AO FALAR

Vamos supor que você, em sua apresentação, a matéria seja instrutiva, sua lógica seja irrefutável e sua fala seja fluente. Porém, se os ouvintes não se concentrarem na sua apresentação, dando atenção a apenas pequenos trechos dela, porque estão pensando em outros assuntos, o seu ensino não terá eficácia. O que pode levar a essa falta de concentração da plateia?

Um dos fatores que podem influenciar na falta de concentração dos ouvintes é a falta de conexão emocional com a matéria apresentada. Se o discurso for muito técnico e não causar apelo emocional, os ouvintes podem perder o interesse e se distrair facilmente.

Outro fator que pode contribuir para a falta de concentração é o ambiente em que o discurso está sendo apresentado. Se o ambiente for muito barulhento, por exemplo, os ouvintes podem ter dificuldade para se concentrarem no que está sendo dito.

Por fim, é importante lembrar que a concentração é um processo ativo e que depende tanto do orador quanto dos ouvintes. O orador deve fazer o possível para tornar o discurso interessante e envolvente, mas os ouvintes também precisam se esforçar para se concentrar e prestar atenção ao que está sendo dito. O que você como orador pode fazer para contribuir com a sua parte nisso? Eis algumas dicas:

A primeira dica é escolher um tema, bem como os pontos principais que você abordará deste tema. Quantos pontos principais? Nos cursos de oratória que ministro, oriento ter dois pontos principais para um discurso mais curto e para discursos mais longos, de quatro a cinco.

A segunda dica é debaixo de cada ponto principal, sugiro a colocar em forma de tópicos frasais as argumentações, bem como as ajudas como ilustrações. Isso o ajudará a lembrar e organizar ideias. Evite escrever tudo o que você falará no seu discurso, pois isto o fará ficar preso no esboço. Utilize tópicos frasais para lembrar as ideias.

E por último oriento a pensar numa introdução e colocá-la em uma ou duas sentenças e, além disso, procure pensar numa conclusão positiva e incentivadora diante de tudo o que você falou. Assim a conclusão não é apenas para resumir o que você falou no decorrer de sua apresentação, mas também para incentivar os ouvintes a aplicarem o que foi ensinado.

Isso mesmo! Ao seguir esses passos, você terá uma estrutura clara para o seu discurso, com os pontos principais, as referências bibliográficas, as ilustrações e os argumentos-chave. Essa abordagem ajuda o orador a se concentrar nos pontos principais do discurso, sem se preocupar em memorizar cada palavra. Além disso, isso permitirá que o orador fale de maneira mais espontânea e natural, tornando o discurso mais envolvente e fácil de seguir.

Lembre-se também de praticar o discurso algumas vezes para ter certeza de que está confortável com a sequência de ideias e de que o tempo de duração está adequado.

Ao seguir essas etapas, o orador terá uma estrutura clara e coerente para o discurso, sem perder a flexibilidade para adaptar o discurso às necessidades e interesses da audiência. Também permitirá que o orador se concentre em se conectar emocionalmente com a audiência, em vez de se preocupar em lembrar cada palavra do discurso.

No geral, é importante que o orador se prepare para o discurso, mas sem perder de vista a necessidade de falar de maneira espontânea e envolvente. Ao fazer isso, o discurso será mais eficaz em tocar o coração da audiência e transmitir a mensagem desejada.

No entanto, é fundamental lembrar que o treinamento espontâneo requer uma boa preparação prévia. O orador deve ter um conhecimento sólido do assunto e ter uma ideia clara do que deseja transmitir. Além disso, deve praticar a fala antes da apresentação para evitar gaguejar ou perder o foco durante o discurso.

Tome cuidado para não se desviar do assunto ou se tornar confuso durante o discurso. É importante manter a clareza e a conclusão, para que os ouvintes possam seguir o pensar e compreender as ideias desenvolvidas.

Assim, o proferimento espontâneo pode ser uma excelente forma de se comunicar com um público, desde que seja bem-preparado e cuidadosamente executado. Ele permite que o orador se conecte mais facilmente com a assistência, tornando o discurso mais interessante e envolvente.

No entanto, lembre-se que o proferimento espontâneo não é apropriado para todas as situações e que, em alguns casos, um discurso mais formal e fornecido pode ser mais adequado. Um exemplo é no caso de um governante que precisa fazer um importante discurso para a sua nação. Nesse caso, o ideal é que o discurso seja manuscrito para evitar problemas maiores ao se falar de forma espontânea e assim utilizar termos inadequados para a ocasião.

Tome cuidado com algumas armadilhas!

Primeira armadilha é não passar do tempo concedido para você fazer a sua apresentação! Dar atenção a isso é muito importante para garantir que você não ultrapasse o tempo estipulado e mantenha a atenção e o interesse da assistência. É bom lembrar que as pessoas têm outros compromissos e, portanto, é importante que o discurso termine no horário previsto. Uma dica é praticar o discurso antes, cronometrando cada seção para ter uma ideia mais precisa do tempo que levar para apresentá-lo. Além disso, é importante estar atento ao relógio durante o discurso e adaptado ao ritmo da fala para que possa cumprir o tempo estipulado.

A segunda armadilha é o excesso de autoconfiança. É verdade! A autoconfiança pode ser uma vantagem na oratória, mas também pode ser um perigo se não for bem dosada. Oradores experientes podem cair na armadilha de achar que já sabem tudo sobre a matéria ou que podem improvisar tudo sem preparação. No entanto, isso pode resultar em um discurso confuso, sem foco e com informações incorretas.

Por isso, é importante ter sempre em mente que o objetivo do discurso é transmitir informações úteis e interessantes para a assistência. Mesmo que já tenha experiência em falar em público, é fundamental preparar-se bem e pesquisar sobre o tema para garantir que está transmitindo informações precisas e relevantes. Além disso, é importante manter a humildade e reconhecer que sempre há espaço para aprender mais e aprimorar a habilidade de oratória.

A outra armadilha a ser mencionada atinge em especial os novos oradores. O chamado branco, ou seja, esquecer o que pretende dizer. É natural sentir um pouco de nervosismo e preocupação ao falar em público, especialmente quando se trata de um discurso espontâneo. No entanto, é importante não deixar que o medo de esquecer as palavras impeça você de se tornar um bom orador.

Para lidar com esse medo, é útil fazer um esboço do que você gostaria de falar antes de começar a falar. Dessa forma, você terá uma estrutura básica do discurso em mente e poderá lembrar das ideias principais que deseja transmitir. Além disso, é importante praticar o discurso algumas vezes antes de apresentá-lo para se familiarizar com o conteúdo e aumentar sua confiança. Ensino em meus cursos de oratória a como desenvolver essa estrutura básica de esboço.

Se, apesar de todos os seus esforços, você ainda se esquecer de alguma parte do discurso, não se preocupe. Tente manter a calma e se concentrar nas ideias principais que deseja transmitir. Se necessário, dê um tempo para pensar e recoloque seus pensamentos antes de continuar falando. Lembre-se de que a maioria das pessoas entenderá que o discurso é espontâneo e não esperará uma apresentação perfeita e sem falhas.

Nunca se esqueça que não existem oradores perfeitos. Não existem apresentações perfeitas. A grande questão não é "não errar", mas "disfarçar" o erro, conforme ensino em meus cursos. Devemos considerar os erros não necessariamente como algo totalmente negativo, mas há como algo com aspectos positivos, se considerarmos tais erros como oportunidades de aprendizado.

Isso é verdade. Quando se fala de forma espontânea, é natural que a escolha das palavras e a gramática não sejam tão cuidadosas quanto em um discurso preparado. No entanto, um estilo conversacional pode ser muito eficaz para se comunicar com o público, pois as pessoas se sentem mais à vontade quando as ideias são desenvolvidas de forma clara e simples.

A preparação é fundamental para um aperfeiçoamento espontâneo bem-sucedido. Se você se preparar bem e tiver confiança em suas ideias, as palavras certamente virão naturalmente. E se você já pratica uma boa comunicação em suas conversas aprendidas, isso pode ser uma vantagem adicional ao falar em público.

Procure ter uma estrutura clara do que se pretende abordar no discurso ou apresentação, para que as ideias possam ser transmitidas de forma organizada e coerente. E, com a prática, é possível ir atendendo cada vez mais as anotações, até chegar a um ponto em que basta ter algumas palavras-chave para guiar o discurso. Mas é sempre importante lembrar de manter a flexibilidade para se adaptar às reações da plateia e imprevistos durante o proferimento.

É importante lembrar que o uso de notas mais extensas não deve se tornar uma dependência para o orador, mas sim uma ajuda para refrescar a memória. É fundamental que o orador esteja familiarizado com o conteúdo e os pontos principais do discurso, para que possa se concentrar em se comunicar com a audiência e transmitir sua mensagem com clareza e confiança. O uso excessivo das notas pode prejudicar a conexão emocional e a empatia com a audiência, uma vez que o orador pode parecer distante e pouco envolvido no momento presente. Por isso, é importante buscar um equilíbrio entre o uso das notas e a comunicação espontânea com a audiência.

Sim, usar algumas frases decoradas para a introdução e concluir o discurso pode ser útil para estabelecer uma conexão com a assistência e para encerrar o discurso de forma clara e impactante. Além disso, quando se mencionam fatos, cifras, citações ou textos, ler essas informações pode ajudar a enfatizar sua importância e evitar erros de memória.

No entanto, é importante não exagerar no uso de frases decoradas e ler demais durante o discurso, pois isso pode torná-lo artificial e pouco envolvente. O ideal é encontrar um equilíbrio entre o uso de frases preparadas e o discurso espontâneo, para que o aperfeiçoamento seja natural e cativante para a assistência.

E quando, numa apresentação, pedem uma explicação para o orador? Precisamos estar sempre prontos para explicar nossas ideias de maneira clara e objetiva, mas também com gentileza e respeito.

Para isso, é essencial estudarmos e meditarmos naquilo que ensinaremos, a fim de termos uma boa argumentação para explicar nossas ideias. Além disso, podemos nos preparar antecipadamente para possíveis objeções e perguntas que possam surgir, para que estejamos mais confiantes e seguros ao respondermos tais questionamentos sobre o que ensinamos.

Além disso, é importante manter uma atitude respeitosa e cordial durante a explicação. Evite argumentar ou polemizar, e mantenha-se focado nos pontos principais que deseja transmitir. Se sentir que não sabe a resposta para uma pergunta específica, seja honesto e humilde, e diga que precisará pesquisar mais para fornecer uma resposta completa. Mas tome cuidado ao responder que você não tem a informação no momento!

Há alguns passos básicos a serem adotados: (1) escolher um ou dois pontos que devem estar na explicação; (2) decidir que argumentos e provas você usará para apoiar esses pontos; (3) pensar na forma como você explicará para que a pessoa que questionou esteja mais disposta a escutar. Aí é começar!

O método sugerido de proferimento espontâneo pode ser útil para aqueles que desejam melhorar suas habilidades de falar em público e se sentir mais confortáveis ao dar respostas de improviso. Ao se acostumar a falar espontaneamente, isso pode ajudar a criar um modelo para suas futuras respostas, tornando mais fácil dar respostas de improviso quando necessário.

Essa prática também pode ser útil para melhorar as habilidades na oratória, permitindo que a assistência se sinta mais engajada e tocada pelo que está sendo comunicado.

No entanto, é importante lembrar que uma comunicação eficaz não depende apenas da capacidade de falar espontaneamente, mas também de se preparar bem e ter um bom conhecimento do assunto que está sendo abordado.

Além disso, cada indivíduo tem habilidades e pontos fortes diferentes, e é importante encontrar um método de comunicação que funcione melhor para você e que seja autêntico à sua personalidade e estilo de comunicação.

EXERCÍCIOS:

1. Ao preparar-se para leitura, crie o hábito de sublinhar apenas expressões-chave, em vez de sentenças inteiras. Após a leitura procure comentar sobre o que você leu, utilizando apenas tais expressões.

2. Treine uma apresentação utilizando essas marcações procurando repetir de memória o tema e dois ou três pontos principais.

24. O USO ADEQUADO DA VOZ

A forma como se fala é tão importante quanto o que se diz. A voz é uma ferramenta poderosa que pode transmitir emoções e personalidade, e pode influenciar a forma como as pessoas percebem a mensagem que está sendo transmitida. A qualidade da voz é influenciada por muitos fatores, incluindo a saúde física, a técnica vocal e a personalidade.

Concordo que as qualidades, como amor, alegria e bondade, podem se refletir na voz. Quando uma pessoa se preocupa genuinamente com os outros e expressa gratidão em vez de reclamar, sua voz pode transmitir essas emoções positivas. Da mesma forma, quando uma pessoa adota uma atitude arrogante, intolerante e crítica, sua voz pode se tornar ríspida e um pouco agradável de se ouvir.

A forma como falamos não é apenas importante na comunicação interpessoal, mas também em como nos comunicamos com nós mesmos. O tom de voz que usamos quando falamos conosco pode afetar nosso estado emocional e mental. Portanto, é importante prestar atenção em como falar não apenas com os outros, mas também conosco.

Assim, a qualidade da voz pode ser influenciada pela personalidade e pelas emoções da pessoa, além de sua técnica vocal e saúde física. É importante lembrar que a forma como falamos pode influenciar a forma como as pessoas nos percebem e como nos comunicamos com nós mesmos.

Existem casos em que a qualidade ruim da voz é resultado de uma doença que afetou a laringe ou de uma deficiência física congênita. Em alguns casos, essas deformidades podem ser tão graves que não podem ser completamente corrigidas e sugiro procurar profissionais da saúde nessa área para obter ajudar. No entanto, em geral, é possível melhorar a qualidade da voz aprendendo a usar corretamente os órgãos envolvidos na fala.

As características vocais variam de pessoa para pessoa, e o objetivo não deve ser imitar a voz de outra pessoa, mas sim desenvolver o potencial único de sua própria voz. Para isso, é importante ter em mente algumas práticas que podem ajudar a melhorar a qualidade da voz. Quais?

A primeira coisa é praticar uma boa técnica vocal. Isso envolve aprender a usar corretamente os músculos e órgãos envolvidos na fala, como o diafragma, a laringe e a boca. Existem muitos exercícios vocais que podem ajudar a fortalecer e afinar a voz, bem como melhorar a articulação e a pronúncia.

A segunda coisa é desenvolver uma consciência da sua própria voz e como ela é percebida pelos outros. Isso inclui prestar atenção na sua postura e na maneira como você articula as palavras. Também é importante ter um senso de confiança e autoestima em relação à sua voz, em vez de se sentir envergonhado ou inseguro em relação a ela.

Além disso, é possível trabalhar na qualidade emocional da voz, como mencionado anteriormente. Ao cultivar qualidades como amor, alegria e compaixão pelas pessoas, é possível que sua voz reflita essas emoções e se torne mais agradável de se ouvir.

Desta forma, para melhorar a qualidade da voz, é importante praticar uma boa técnica vocal e desenvolver uma consciência e confiança em relação à sua própria voz. Além disso, cultivar qualidades emocionais positivas pode ajudar a melhorar a qualidade da voz e torná-la mais agradável de ouvir.

Vamos falar do controle correto da respiração. Para obter os melhores resultados no uso da voz, é necessário ter uma quantidade suficiente de ar e controlar os exercícios corretamente. Caso contrário, a voz pode sair fraca e o discurso pode ser interrompido.

É importante destacar que a parte maior dos pulmões não fica na parte superior do tórax, embora essa região fique mais larga devido aos ossos dos ombros. Na verdade, os pulmões são mais largos na região logo acima do diafragma. O diafragma é um músculo que se liga às costelas inferiores e separa o tórax da cavidade abdominal.

Para obter os melhores resultados no uso da voz, é fundamental ter uma quantidade suficiente de ar e um controle adequado dos exercícios. Caso contrário, a voz pode ficar fraca e o discurso, interrompido.

Os pulmões são mais largos na região logo acima do diafragma, que separa o tórax da cavidade abdominal e é ligado às costelas inferiores. Para respirar corretamente ao falar, é importante estar sentado ou em pé com a postura ereta, os ombros para trás e inspirar enchendo a parte inferior dos pulmões. Quando essa região fica cheia, a parte inferior da caixa torácica se expande para os lados, e o diafragma se move para baixo, deslocando suavemente o estômago e os intestinos, o que pode ser sentido como pressão no abdome.

No entanto, os pulmões não ficam localizados no abdome, e sim dentro da caixa torácica. Para verificar se está respirando corretamente, basta uma mão em cada lado da parte inferior da caixa torácica e inspirar fundo, sentindo as costelas se moverem um pouco para cima e para fora.

Após a inspiração, é importante fazer exercícios de expiração de forma controlada, sem deixar o ar escapar muito rapidamente. A expiração deve ser feita sem contração dos músculos da garganta, o que pode deixar a voz forçada e anormalmente aguda. A pressão dos músculos abdominais e intercostais deve ser utilizada para expelir ou ar, enquanto o diafragma controla a velocidade da expiração.

Assim como um profissional do esporte, o orador pode treinar sua respiração para melhorá-la e assim melhorar também sua fala na oratória. Mantenha-se em pé com a postura ereta e os ombros para trás, inspire profundamente preenchendo a parte inferior dos pulmões. Solte ou ar lentamente enquanto faz uma contagem e observe quanto tempo consegue ir com apenas uma expiração. Em seguida, pratique a leitura em voz alta, mantendo essa técnica de atletas.

Comece com frases curtas e vá aumentando gradualmente a duração da expiração. É importante lembrar de não apressar a expiração e de não contrair os músculos da garganta, para evitar uma voz forçada e aguda. Você pode fazer esses exercícios diariamente, por alguns minutos, para melhorar o controle da força muscular e, consequentemente, a qualidade da voz durante a fala em público.

Além disso, é importante manter uma boa postura corporal, com os ombros para trás e a cabeça erguida, para permitir que os pulmões se expandam completamente e facilitem a respiração. A prática regular de exercícios físicos também pode ajudar a melhorar a capacidade respiratória e o controle muscular.

Lembre-se de que o ar que circula nos pulmões são a base da voz e um fator essencial para uma boa comunicação em público. Com um bom controle, você terá uma voz mais clara, forte e confiante, transmitindo melhor sua mensagem e conquistando a atenção e o respeito de seu público.

Percebe-se claramente o papel fundamental dos músculos. É essencial aprender a relaxar enquanto se fala para melhorar a qualidade da voz. A tensão mental pode resultar em tensão muscular, portanto, é importante que tanto a mente quanto o corpo estejam relaxados.

O que pode ajudar a aliviar a tensão mental, é adotar o conceito correto sobre os ouvintes. Lembre-se que, assim como você, as pessoas que estão ali escutando são também seres humanos, com qualidades boas e não tão boas, aspectos positivos e negativos, enfim, sentem ansiedades, desejos, anseios, além de outros aspectos que nós, seres humanos, externamos.

E mesmo que a atitude deles para contigo não seja das mais amigáveis, deixe que eles carreguem esse fardo que é extremamente pesado. Mantenha sua atitude leve, positiva, carregue apenas o seu fardo, nunca carregue o fardo que é responsabilidade de outros. Pode-se ajudar, mas jamais assumir responsabilidade que não é sua. E para terminar esse aspecto, um ponto importante: sempre respeite os seus ouvintes.

Voltando ao aspecto físico da voz. Conscientemente faça um esforço para manter os músculos da garganta relaxados, tendo em mente que as cordas vocais vibram com a passagem do ar. O tom da voz é influenciado pela compressão ou relaxamento dos músculos da garganta, assim como a corda de um violão ou de um violino muda quando é esticada ou afrouxada. Ao relaxar as cordas vocais, o tom se torna mais grave. Além disso, relaxar os músculos da garganta ajuda a manter as cavidades nasais abertas, o que é fundamental para a qualidade da voz.

Relaxe todo o corpo, desde os joelhos até as mãos, os ombros e o pescoço. Isso permitirá que você alcance a ressonância necessária para projetar a voz. A ressonância é produzida quando todo o corpo age como uma caixa de ressonância, mas a tensão impede que isso aconteça. O tom da voz, que é produzido na laringe, reverbera nas cavidades nasais, na estrutura óssea do tórax, nos dentes, no céu da boca e nos seios nasais. Todas essas estruturas podem contribuir para a qualidade da ressonância. Se você colocar um peso no tampo de um violão, o som ficará amortecido; o tampo precisa estar livre para vibrar e produzir a ressonância. É assim também com as estruturas ósseas do corpo, sustentadas pelos músculos. A boa ressonância permitirá que você modifique corretamente a voz e expresse variações de sentimento.

Nesse momento do Manual de Oratória é pertinente responder a seguinte pergunta: como a fala é produzida?

As cordas vocais são essenciais na produção da voz. Quando a pessoa deseja falar, os músculos enrijecem as cordas vocais e as fazem vibrar com o impulso do ar que vem dos pulmões. Essa vibração produz ondas sonoras que se propagam pelo ar e são percebidas pelo ouvido como som. A frequência e intensidade das vibrações das cordas vocais, juntamente com a ressonância do corpo, são os fatores que determinam a qualidade da voz. É importante cuidar da saúde vocal, evitando o abuso ou o mau uso da voz, para manter a qualidade vocal e evitar problemas como rouquidão e disfonias.

A estruturas articulatórias ajudam a moldar o som produzido pelas cordas vocais, dando forma aos diferentes sons da fala. O céu da boca, por exemplo, pode ser levantado ou abaixado para produzir sons diferentes, como os vogais "a" e "i". A língua pode se mover para frente ou para trás para produzir diferentes sons consonantais, como "t" e "s". E os lábios podem se contrair ou se relaxar para produzir filhos labiais diferentes, como "p" e "b". Tudo isso é coordenado pelo cérebro para produzir a linguagem que usamos para nos comunicar.

Na verdade, a voz humana é uma maravilha que nos permite comunicar com os outros de maneira clara e expressiva. Além disso, a voz também pode ser utilizada para cantar e produzir música, proporcionando uma forma de expressão artística única. É importante lembrar que a qualidade da voz pode ser aprimorada por meio de treinamento e cuidados com a saúde vocal, permitindo que se alcance todo o potencial da voz humana.

Também é pertinente considerarmos alguns problemas comuns na oratória relacionados a fala.

Por exemplo, a voz fraca. Ter uma voz suave não significa que ela é fraca. Se a voz tiver uma boa quantidade de harmônicos, será agradável de ouvir. No entanto, para que ela seja eficaz, é importante que haja um volume adequado.

A melhora da ressonância é crucial para melhorar a projeção da voz. Uma maneira de alcançar isso é relaxar conscientemente todo o corpo, como ensinado neste texto, e praticar o exercício de cantarolar "hum, hum", com os lábios tocando-se suavemente. É importante sentir as vibrações na cabeça e no tórax enquanto se realiza o exercício.

Às vezes, a voz pode parecer fraca ou tensa devido ao estado geral de saúde da pessoa ou falta de sono adequado. Obviamente, se esses fatores melhorarem, a qualidade da voz também melhorará.

Outro problema comum é a voz muito aguda. Quando as cordas vocais estão tensas, a voz tende a ficar mais aguda, o que pode gerar desconforto para os ouvintes. Por isso, é importante relaxar os músculos da garganta para diminuir a tensão nas cordas vocais, o que resulta em uma voz mais grave e agradável. É possível continuar esse relaxamento de forma consciente durante uma conversa diária e praticando a respiração profunda.

A voz nasal também pode ser um problema. Em alguns casos, uma voz fanhosa pode ser causada por uma obstrução nasal, mas normalmente isso não é uma razão. Às vezes, a tensão nos músculos da garganta e da boca pode causar o fechamento das passagens nasais, dificultando a passagem do ar. Isso resulta em uma voz fanhosa. Para evitar isso, é importante relaxar esses músculos e permitir a passagem do ar de forma natural.

Um problema comum é a voz áspera. A voz áspera pode ser causada por vários fatores, como fumar, beber álcool em excesso, gritar ou até mesmo uma infecção. Para melhorar a qualidade da voz, é importante evitar esses hábitos prejudiciais e manter a hidratação bebendo bastante água. Fazer exercícios de aquecimento vocal, como vocalizações e relaxamento dos músculos da garganta, também pode ajudar a suavizar a voz. Uma voz clara e agradável ajuda a promover uma comunicação mais eficaz e positiva, bem como evitar que as pessoas fiquem na defensiva ao ouvir você.

Outro aspecto que podemos abordar sobre a voz é que, às vezes, é necessário um esforço constante para aprimorar a personalidade. Uma vez feito isso, a aplicação de técnicas de vocal mecânico pode ser recompensada. É importante relaxar tanto a garganta quanto o maxilar inferior, pois isso pode tornar a voz mais agradável e evitar distorções resultantes de falar com os dentes cerrados.

EXERCÍCIOS:

1. Reserve alguns minutos diários para praticar a respiração, preenchendo a parte inferior dos pulmões;
2. Ao falar, faça um esforço consciente para relaxar os músculos da garganta pelo menos uma vez por dia.

25. COMO FAZER INTRODUÇÃO E CONCLUSÃO EFICIENTES?

A introdução é uma parte crucial de qualquer discurso. Se você não conseguir despertar o interesse dos ouvintes logo no início, eles podem perder o interesse e se distrair com outras coisas. O orador precisa captar a atenção dos ouvintes desde o início para que eles estejam mais dispostos a ouvir com atenção o que virá a seguir.

Ao planejar a introdução, é importante ter em mente três objetivos principais: (1) capturar a atenção do público, (2) identificar claramente o assunto e (3) mostrar a importância do tema para os ouvintes. Em alguns casos, esses três objetivos podem ser alcançados simultaneamente, mas em outras situações, eles podem ser tratados individualmente e em uma ordem variável.

Passemos a considerar o primeiro ponto, ou seja, capturar a atenção do público. O fato de as pessoas estarem presentes em um discurso não significa que estejam prontos para prestar total atenção ao assunto. Muitas vezes, elas têm problemas pessoais ou preocupações que ocupam suas mentes. O papel do orador é despertar e manter a atenção do público. Existem várias maneiras de fazer isso.

Primeiramente não há a necessidade, em sua introdução, de usar de muitas palavras. As pessoas querem se sentir bem ao ouvir você. A empatia, que é a capacidade de se colocar no lugar do outro é importante nisso. Quando as pessoas perceberem que você, como orador, compreende o que elas sentem ou estão passando, elas ouvirão você com atenção. Use palavras em sua introdução que demonstre isso.

Outra maneira é a utilização de perguntas. Para despertar interesse por meio de perguntas, é importante escolher as questões certas. Perguntas que são inesperadas, muito fáceis ou muito difíceis podem não ser eficazes para prender a atenção da assistência. Em vez disso, tente fazer perguntas que estimulem o raciocínio e levem os ouvintes a refletir sobre o assunto. Perguntas abertas, que não podem ser respondidas com um simples "sim" ou "não", são especialmente úteis nesse sentido.

Além disso, é importante não fazer perguntas que possam embaraçar ou colocar os ouvintes em situação desfavorável. Isso pode fazer com que eles se sintam desconfortáveis e percam o interesse na apresentação. Em vez disso, faça perguntas que incentivem os ouvintes a participar da discussão e se envolvam com o tema. Uma breve pausa depois de cada pergunta pode dar aos ouvintes tempo suficiente para processar e refletir sobre a questão, criando assim um diálogo mental entre o orador e a assistência e aumentando a atenção dos ouvintes.

Contar uma história verídica é uma excelente forma de prender a atenção da audiência, mas é preciso ter cuidado para não embaraçar alguém presente. Além disso, é importante que a história tenha uma lição significativa relacionada ao tema do discurso. É recomendável não prolongar demasiadamente a narrativa, mas sim focar nos aspectos relevantes.

Outra técnica utilizada por alguns oradores é começar o discurso com uma notícia recente, uma citação de um jornal local ou uma declaração de uma autoridade respeitada. Isso pode ser eficaz se as informações estiverem relacionadas ao assunto e forem ajustadas para a audiência.

Um cuidado. Limite-se ao tempo necessário para fazer a introdução. Não a estenda muito, pois as informações mais importantes do discurso estarão no desenvolvimento dele. Assim use somente o tempo necessário na introdução para atingir o objetivo dela.

A cordialidade é fundamental, pois pode ajudar a criar um clima favorável. Utilize essa qualidade na introdução para falar sobre algo que se relaciona diretamente com o que as pessoas estão pensando no momento. Para determinar isso, pode-se considerar o que tem preocupado as pessoas nesses tempos ou se estão entretidas com algo, bem como os interesses pessoais delas. Às vezes, as pessoas estão apreensivas com alguma notícia que ouviram no rádio ou viram na televisão. Lembre-se: o orador trabalha com pessoas, assim prepare sua introdução pensando nisso.

Deixe bem claro o assunto que será abordado no seu discurso. Uma forma de realizar isso é reiterar exatamente o tema do discurso. Contudo, na introdução, é importante direcionar a atenção para o assunto que será tratado e gradualmente desenvolvê-lo ao longo do discurso.

Outro aspecto a ser considerado sobre a introdução é a importância de demonstrar aos ouvintes que o tema que será tratado é relevante para eles. Se você estiver falando diante de uma plateia, é possível que os ouvintes já estejam interessados no que tem a dizer. Porém, será que eles irão prestar atenção com o mesmo grau de interesse de alguém que aprende algo que definitivamente lhe diz respeito? Será que irá se envolver porque percebem que o que está ouvindo se encaixa em sua situação e porque você os estimula a agir? Isso só acontecerá se, ao preparar o discurso, você levar em conta a audiência – suas circunstâncias, preocupações e atitudes. Se você fez isso, deve incluir na introdução algo que indique essa consideração.

Uma das maneiras mais eficazes de gerar interesse em um assunto é envolver os ouvintes. Demonstre como os problemas, necessidades e perguntas deles se relacionam com o tópico que você apresenta. Certifique-se de que está indo além de generalidades e que abordará aspectos específicos da matéria, para que eles possam ouvir atentamente. Para conseguir isso, é essencial se preparar adequadamente.

Como fazer a introdução? A introdução é um momento crucial para despertar o interesse do público, e a forma como se expressa é igualmente importante. Por isso, ao preparar um discurso, é preciso pensar não apenas no que será dito, mas também na maneira como será dito.

A escolha das palavras é fundamental para atingir o objetivo de captar a atenção da plateia. Por isso, pode ser apreciado preparando cuidadosamente as primeiras frases do discurso, optando por frases curtas e simples. No caso de um discurso religioso, é possível incluir as frases no esboço ou até mesmo decorá-las para garantir o impacto desejado. Uma introdução bem trabalhada e apresentação com tranquilidade pode ajudar a manter a confiança e o foco durante todo o discurso.

Quando preparar a introdução? Existem diferentes opiniões quanto ao momento ideal para preparar a introdução de um discurso. Alguns oradores esperam acreditar que ela deve ser preparada primeiro, enquanto outros estudiosos da oratória defendem que a introdução deve ser elaborada após o desenvolvimento do corpo do discurso.

É essencial ter clareza sobre o tema a ser compreendido e os pontos principais a serem incluídos antes de começar a pensar na introdução adequada. Se você está trabalhando com um esboço impresso, pode ser útil anotar ideias para uma introdução à medida que as ideias surgem. Além disso, para criar uma introdução eficaz, é fundamental levar em consideração tanto o público quanto o conteúdo do discurso.

Passemos agora a considerar a conclusão de um discurso.

Após uma pesquisa completa e organização adequada do corpo do seu discurso, você pode ter preparado uma introdução interessante. No entanto, há ainda algo que é fundamental: uma conclusão eficaz. Não subestime a sua importância, pois o que se diz por último geralmente permanece na memória por mais tempo. Se a conclusão for fraca, todo o conteúdo que foi apresentado anteriormente pode perder grande parte de sua eficácia.

A conclusão de um discurso deve estar diretamente relacionada ao tema apresentado e expressar a conclusão lógica dos pontos principais tratados. Embora seja opcional repetir o título na integridade, é importante que as palavras-chave do tema sejam incluídas.

O objetivo final de um discurso é motivar a ação dos ouvintes com base nas informações personalizadas. Portanto, a conclusão deve ser mostrada aos ouvintes o que fazer com essas informações. Ao escolher o tema e os pontos principais, é importante considerar porque a matéria é importante para os ouvintes e qual é o objetivo da apresentação. Com isso em mente, é possível explicar a ação que se espera que os ouvintes tomem e, se necessário, como executá-la.

A conclusão não só deve orientar a assistência sobre a ação a ser tomada, mas também deve motivá-los a agir. É importante incluir razões sólidas para agir e os possíveis benefícios de fazê-lo. Uma última frase bem pensada e bem formulada aumentará o impacto do discurso.

Lembre-se de que o discurso está chegando ao fim, e suas palavras devem refletir isso. O ritmo de sua fala também deve ser adequado. Não fale muito rápido até o final, interrompendo abruptamente. Por outro lado, não termine o discurso falando baixo demais, quase sem ser ouvido. O volume da sua voz deve ser suficiente, mas não excessivo. Suas últimas frases devem transmitir um senso de finalização, seriedade e adesão. Ao preparar o seu discurso, não se esqueça de praticar a conclusão.

Qual a duração de uma conclusão? De fato, a duração da conclusão deve ser determinada pelo seu efeito sobre a assistência, e não apenas pelo relógio. O orador deve ter em mente que a conclusão não deve se arrastar, mas também não deve ser tão curto a ponto de não deixar uma impressão duradoura.

Uma conclusão simples, direta e positiva é sempre apreciada e pode ser eficaz em muitos casos. No entanto, se for bem interativo, uma conclusão um pouco mais longa, que inclui uma breve ilustração, por exemplo, pode ser uma excelente maneira de fortalecer as ideias principais e criar motivação na assistência. Em última análise, o orador deve ser sensível à reação da assistência e ajustar a duração da conclusão de acordo com as circunstâncias.

Não se esqueça de que a conclusão impacta diretamente na eficácia de todo o discurso.

EXERCÍCIOS:

Introdução:

1. Ao fazer um discurso, prepare uma introdução que se adapte tanto à mensagem como a um assunto que interesse aos ouvintes.

2. Analise o primeiro parágrafo de artigos ou capítulos de livro. Procure descobrir o que torna eficaz cada uma das introduções.

Conclusão:

1. Utilizando as ideias postas neste capítulo, monte uma conclusão para sua apresentação.

2. Treine-a e analise o possível impacto da conclusão sobre a plateia.

26. A UTILIZAÇÃO DE PERGUNTAS E ILUSTRAÇÕES

As perguntas são uma ferramenta poderosa para prender a atenção dos ouvintes, pois encorajaram uma resposta, seja oral ou mental. Elas podem ser usadas para iniciar conversas e promover um intercâmbio estimulante de ideias.

Como orador e instrutor, é possível utilizar perguntas para despertar o interesse do público, ajudá-los a raciocinar sobre um assunto enfatizar nossos pontos importantes. Quando bem utilizadas, as perguntas estimulam as pessoas a pensar e não apenas a ouvir passivamente. Por isso, é importante ter um objetivo em mente e formular as perguntas de forma a alcançá-lo.

Pode utilizar perguntas para iniciar um assunto. Frequentemente, as pessoas se sentem mais receptivas à escuta quando têm a chance de compartilhar suas próprias ideias. Por esse motivo, comece fazendo uma pergunta e depois ouça com atenção, caso se aplique essa situação. Seja gentil e evite criticar a resposta da pessoa. Se puder, elogie a resposta de forma sincera. Mesmo que não concorde com a pessoa, agradeça-a por compartilhar sua opinião. O que ela disse pode revelar uma atitude importante que você deve considerar ao transmitir a mensagem.

As perguntas podem também ser utilizadas para introduzir ideias importantes. Além disso, as pausas podem permitir que a atenção reflita sobre a pergunta e pense em possíveis respostas. Lembre-se de que o objetivo é estimular o pensamento crítico e envolver a assistência na conversa ou palestra. Ao formular perguntas, evite ser crítico ou confrontador, pois isso pode fazer com que a assistência se sinta desconfortável e desencorajada a participar. Em vez disso, tente criar um ambiente acolhedor e colaborativo que incentive a participação ativa e construtiva.

O uso de perguntas pode ajudar os ouvintes a seguir a lógica de uma argumentação e raciocinar sobre um assunto. Alguns oradores habilidosos usam perguntas desse modo, mesmo sem esperar uma resposta oral, incentivando os ouvintes a responderem mentalmente como se participassem de um diálogo. Esse método produz os melhores resultados do que apenas expressar convicções ou dar uma explicação detalhada, pois ajuda os ouvintes a usar sua faculdade de pensamento.

Ao conversarmos e encontrarmos dificuldades em fazer o ouvinte entender uma ideia, a paciência é fundamental. Às vezes, abordar o assunto por um ângulo diferente pode ajudar, enquanto, outras vezes, é necessário recorrer a raciocínios básicos.

Ilustrações e perguntas simples podem ser úteis para levar a pessoa a raciocinar com base nas provas comprovadas. É importante que as perguntas sejam entendidas e relevantes para a assistência, para que possam ser efetivamente em chamar atenção e estimular o pensamento.

Usar perguntas para ajudar a pessoa a expressar sua opinião verdadeira é importante, já que nem sempre as respostas dadas expressam o que ela realmente pensa. Por isso, é preciso ter discernimento e fazer perguntas diretas, como: "Você acredita nisso?".

Na hora de discutir assuntos, também é útil seguir um procedimento semelhante. Por exemplo, pergunte: "Qual é a opinião dos seus colegas de escola (ou de trabalho) sobre esse assunto?". Em seguida, pergunte diretamente para a pessoa: "E você, o que acha disso?". Com essa abordagem, é possível obter uma compreensão mais profunda do ponto de vista da pessoa, permitindo ao instrutor oferecer ajuda mais eficaz.

As perguntas também podem ser usadas como uma ferramenta para dar ênfase às ideias desenvolvidas. Elas devem ampliar e fortalecer a ideia anterior expressa. O objetivo é fazer com que a assistência preste mais atenção e perceba a importância do ponto que está sendo enfatizado. Além disso, as perguntas podem indicar que a ideia apresentada é incontestável. Nesse caso, não é necessário esperar uma resposta dos ouvintes.

As perguntas bem elaboradas podem ajudar a expor e corrigir ideias incorretas. É importante que essas perguntas sejam formuladas de forma gentil e respeitosa, para que a pessoa não se sinta atacada ou desafiada. Em vez disso, elas devem ser feitas para estimular a reflexão e a reconsideração.

As perguntas devem apontar para inconsistências ou falhas na argumentação, fazendo com que a pessoa repense suas crenças e conceitos. É preciso ter cuidado para não ser agressivo ou arrogante ao fazer perguntas, pois isso pode levar a um bloqueio na comunicação e fazer com que a pessoa se feche ainda mais em suas ideias indiretas.

Com o tempo e a prática, você se torna cada vez mais habilidoso em usar perguntas de forma eficaz. No entanto, lembre-se sempre de mostrar respeito, especialmente ao falar com pessoas mais velhas, com as quais você não tem muita intimidade ou com autoridades.

As perguntas podem ser uma ferramenta poderosa para apresentar suas ideias de maneira atraente e envolvente, mas é importante usá-las com sabedoria e discernimento. Esteja sempre atento ao seu público e adapte suas perguntas de acordo com as necessidades e interesses deles. Com o tempo, você descobrirá que as perguntas podem ser uma ferramenta valiosa para comunicar efetivamente suas ideias e influenciar positivamente as pessoas ao seu redor.

Outra ferramenta importante da oratória é a utilização de ilustrações. As ilustrações são realmente valiosas no ensino, pois ajudam a tornar as ideias mais claras e atraentes para os alunos.

Além das figuras de linguagem, outras formas de ilustração incluem histórias, exemplos práticos, imagens, vídeos e demonstrações. É importante escolher uma ilustração que seja relevante para o tema em questão e que possa ser facilmente compreendida pelos ouvintes.

Ao usar ilustrações, o instrutor pode ajudar os ouvintes a aplicar as ideias em sua própria vida e a lembrar do que foi ensinado por muito tempo.

Se você está buscando uma forma de tornar suas apresentações mais impactantes, as figuras de linguagem podem ser um excelente recurso. Entre elas, a símile é a figura mais simples e fácil de usar.

Ao empregar comparações que iniciam com "como" ou "qual", você pode destacar semelhanças entre duas coisas aparentemente distintas, ajudando a ilustrar seus pontos de forma clara e objetiva.

Metáforas são ferramentas poderosas para ilustrar conceitos complexos de uma maneira mais simples e clara. Elas criam imagens vivas e ajudam a transmitir uma mensagem de forma mais eficaz. Uma metáfora bem escolhida pode ajudar a criar uma conexão emocional com a audiência e tornar a apresentação mais vívida. No entanto, é importante usar metáforas com moderação e escolher aqueles que são apropriados e relevantes para o assunto em questão.

Já a hipérbole é uma figura de linguagem que consiste em exagerar algo para enfatizar uma ideia ou emoção. No entanto, é preciso ter cuidado ao utilizá-la, pois pode ser mal interpretada se usada em excesso ou de forma inadequada.

Antes de tentar usar essa ou outras figuras de linguagem, é recomendável dominar bem o uso da símile e da metáfora para evitar possíveis mal-entendidos na comunicação.

O uso de exemplos pode ser uma ótima forma de complementar uma apresentação, seja através de histórias fictícias ou episódios da vida real. Entretanto, é importante ter cautela para não exagerar e utilizar exemplos apenas para apoiar pontos realmente importantes. É essencial apresentá-los de forma clara e objetiva, para que a assistência se lembre do ponto em questão e não apenas do relato em si.

Os exemplos utilizados devem refletir atitudes e situações da vida real, mesmo que nem todos sejam casos verídicos. Observar com atenção o comportamento das pessoas pode ser uma boa forma de encontrar exemplos eficazes para uma apresentação. É importante lembrar que a escolha dos exemplos deve estar sempre relacionada ao propósito da apresentação.

Às vezes, pode ser conveniente fortalecer um ponto contando uma experiência atual. No entanto, é fundamental ter cuidado para utilizar apenas relatos reais e evitar situações que possam embaraçar alguém na assistência ou desviar a atenção para assuntos polêmicos. O relato deve sempre servir a um propósito e não conter detalhes irrelevantes que desviem a atenção do objetivo da apresentação.

Para que uma ilustração seja eficaz, é essencial que ela esteja claramente relacionada ao assunto que está sendo discutido. Não basta apenas usar uma ilustração por usar, é necessário mostrar como ela se aplica e como reforçar a mensagem que se quer passar.

Embora possa levar tempo para dominar a habilidade de usar ilustrações com eficácia, o esforço é recompensado. Uma ilustração bem escolhida pode combinar um apelo intelectual com um impacto emocional, tornando a mensagem mais poderosa e significativa do que uma simples explicação dos fatos.

Portanto, escolha cuidadosamente suas ilustrações e certifique-se de que elas sejam claras no ponto que desejam transmitir.

EXERCÍCIOS:

1. Tendo em mente a sua plateia, prepare várias perguntas que poderia usar para iniciar sua apresentação. Na sua preparação utilize essas perguntas e analise como isso poderá afetar o raciocínio da sua plateia.

2. Analise as ilustrações encontradas em textos que você leu e pergunte-se: a. O que aprende de cada uma delas? b. Por que são eficazes?

27. O CONTROLE DO TEMPO DE UMA APRESENTAÇÃO

É importante que, além de se preocupar com a qualidade do ensino, o orador esteja atento ao tempo de duração de seus discursos. Embora algumas pessoas não se preocupem tanto com a hora exata das atividades treinadas, hoje em dia é essencial cumprir os horários e a pontualidade.

Mesmo que alguns costumes locais ou preferências pessoais levem algumas pessoas a não dar tanta importância à pontualidade, é fundamental aprendermos a respeitá-la em eventos e outros compromissos. Quando há vários participantes, é necessário que cada um limite-se ao tempo concedido. Dessa forma, é possível aproveitar ao máximo o tempo e tornar as reuniões mais produtivas e eficientes.

Falar dentro do tempo designado em uma reunião ou discurso pode ser um desafio para muitas pessoas, mas a chave para evitar ultrapassar o tempo é a preparação. Quem passa do tempo é aquele que não se preparou adequadamente, seja por excesso de autoconfiança ou por deixar tudo para a última hora. É fundamental que a pessoa valorize a sua apresentação e faça o esforço necessário para se preparar bem.

Se a apresentação é para fazer uma leitura, é importante seguir orientações para evitar ultrapassar o tempo. Primeiramente, é necessário recapitular os estudos que falam de fluência, pausas e ênfase. Em seguida, é preciso ler a matéria designada em voz alta e aplicar as sugestões aprendidas, cronometrando o tempo. Praticar várias vezes ajuda a melhorar a fluência e controlar o tempo de forma mais eficiente.

Para um discurso baseado em notas, é importante ter as ideias principais bem em mente e não decore sentenças inteiras. É recomendável usar um esboço com indicações de tempo para cada parte do discurso e pensar em detalhes que podem ser omitidos caso seja necessário ajustar o tempo. É fundamental ensaiar o discurso várias vezes, cronometrando cada seção e deixando uma margem de tempo para possíveis ajustes.

Por fim, é preciso lembrar que todos os participantes da reunião têm a responsabilidade de colaborar para que ela comece e termine no horário previsto. Portanto, é importante que cada um se limite ao tempo concedido e respeite o tempo dos demais. Seguindo essas orientações, é possível evitar ultrapassar o tempo designado e contribuir para uma reunião organizada e produtiva.

Como distribuir o tempo numa apresentação? Para distribuir bem o tempo durante uma apresentação, é importante limitar-se ao tempo concedido. A maior parte do tempo deve ser dedicada ao corpo do discurso, que contém os principais pontos de ensino. Porém, a introdução também é importante e deve ser iniciada de forma a alcançar os três objetivos mencionados anteriormente neste Manual de Oratória.

É essencial que o corpo do discurso não se prolongue tanto que não reste tempo para uma conclusão eficaz, conforme orienta anteriormente este Manual de Oratória. É necessário equilibrar bem o tempo de cada parte do discurso, evitando excessos em qualquer uma delas.

Para controlar bem o tempo, é importante treinar o discurso e cronometrar cada seção dele. É recomendado praticar diversas vezes até conseguir proferir o discurso dentro do tempo designado. Além disso, é fundamental ter em mente que não se deve incluir matéria demais no discurso e deixar uma margem de tempo para ajustes durante a apresentação.

Ao distribuir bem o tempo durante uma apresentação, melhora-se a qualidade do discurso e demonstra-se respeito pelos outros oradores (caso tenha) e pela plateia como um todo. Por isso, é fundamental dedicar tempo à preparação e treinamento do discurso, a fim de controlar bem o tempo durante a apresentação.

> **EXERCÍCIO:**
>
> 1. Faça planos para chegar ao evento 15 a 20 minutos antes do início. Pense em como lidar com problemas comuns que poderiam ocorrer durante o discurso e resultar em atrasos.
>
> 2. Faça anotações no seu esboço relacionado ao tempo que você tem para cada parte do discurso. Siga essas anotações.

28. CONSIDERAÇÕES FINAIS

Parabéns! Você leu todo o Manual de Oratória e agora está equipado com ferramentas práticas para aprimorar sua habilidade de falar em público. Espero que este manual tenha sido útil para ajudá-lo a desenvolver sua autoconfiança, clareza de expressão, persuasão e impacto em seus discursos. Mas não pare aqui. Continuar aprimorando suas habilidades de oratória e comunicação pode abrir muitas portas para você na vida pessoal e profissional.

A oratória é uma habilidade crucial para muitas carreiras. Se você deseja seguir em sua carreira, seja em um papel de liderança, em vendas ou em qualquer outro campo que exija uma comunicação eficaz, o desenvolvimento de suas habilidades de oratória será inestimável. Considere a possibilidade de frequentar um curso de oratória ou um grupo de fala em público para aprimorar ainda mais suas habilidades.

Além disso, a oratória é uma habilidade valiosa para a vida pessoal. Ser capaz de se comunicar claramente com amigos, familiares e colegas pode melhorar seus relacionamentos, ajudá-lo a resolver conflitos e criar conexões mais profundas e profundas. Portanto, não se limite apenas ao uso de suas habilidades de oratória em contextos profissionais; aplique-as em sua vida pessoal também.

Não tenha medo de buscar *feedback*. Obter *feedback* honesto e construtivo pode ajudá-lo a melhorar ainda mais suas habilidades de oratória. Peça a amigos, familiares ou colegas para assistirem aos seus discursos e forneçam comentários sinceros. Você também pode gravar suas apresentações para que possa assisti-las mais tarde e avaliar a si mesmo.

Lembre-se sempre de que a prática leva à "perfeição". Como com qualquer habilidade, é importante continuar praticando suas habilidades de oratória para aprimorá--las ainda mais. Não se preocupe em buscar a perfeição absoluta; a oratória é uma habilidade que sempre pode ser aprimorada. Quanto mais você pratica, mais natural se torna sua oratória.

Acredite em si mesmo e em suas habilidades. A autoconfiança é fundamental para uma boa oratória. Quando você acredita em si mesmo e em suas habilidades, é mais fácil falar com clareza e confiança. Pratique a visualização positiva, imagine-se fazendo apresentações bem-sucedidas e imagine-se sentindo-se confiante e capaz enquanto as realiza.

Não tenha medo de ser vulnerável. Muitos oradores se concentram tanto em parecer confiantes que acabam escondendo sua verdadeira personalidade. No entanto, ser vulnerável e autêntico em seus discursos pode ajudá-lo a conectar-se com o público de uma forma mais profunda e significativa. (Logicamente tome cuidado para não exagerar nisso!) Não tenha medo de mostrar sua verdadeira personalidade e emoções em seus discursos.

Use o poder das histórias. As histórias são uma maneira poderosa de se conectar com o público e fazer com que se lembrem de sua mensagem. Inclua histórias em seus discursos sempre que possível e certifique-se de que elas estejam em harmonia com sua mensagem.

Por fim, encorajo você a compartilhar o que aprendeu com outras pessoas. Talvez você tenha colegas ou amigos que também desejam se tornar melhores oradores. Compartilhe com eles suas experiências e o conhecimento que adquiriu neste manual. Juntos, vocês podem praticar e se ajudar a alcançar seus objetivos de comunicação.

Informo que coordeno o PROGRAMA EM ORATÓRIA E DESENVOLVIMENTO HUMANO (PODH) no qual tenho o curso TÉCNICAS EM ORATÓRIA onde abordo os diversos pontos que apresentei neste manual. Já trabalho com Desenvolvimento de Pessoas há cerca de 27 anos e, caso queira, entre em contato comigo!

E para terminar, digo que todos têm o potencial de se tornarem grandes oradores e espero que este manual tenha sido uma fonte de inspiração para você. Lembre-se de que o desenvolvimento pessoal é uma jornada contínua e que você pode sempre aprender mais e crescer em suas habilidades de oratória. Então, vá lá e comece a praticar, continue aprendendo e desenvolvendo suas habilidades de comunicação. Estou torcendo por você!

Saúde, paz e sucesso para você!